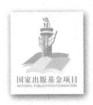

"十三五"国家重点图书出版规划项目
天津市重点出版扶持项目

"癌症知多少"
新媒体健康科普丛书

甲状腺癌

丛书主编 樊代明 郝希山
主　编 郑向前

天津出版传媒集团
天津科技翻译出版有限公司

图书在版编目(CIP)数据

甲状腺癌 / 郑向前主编. — 天津：天津科技翻译
出版有限公司, 2022.3
("癌症知多少"新媒体健康科普丛书 / 樊代明，
郝希山主编)
ISBN 978-7-5433-4067-1

Ⅰ.①甲… Ⅱ.①郑… Ⅲ.①甲状腺疾病-腺癌-诊
疗 Ⅳ.①R736.1

中国版本图书馆 CIP 数据核字(2021)第 000268 号

甲状腺癌

JIAZHUANGXIAN'AI

出　　版：天津科技翻译出版有限公司
出 版 人：刘子媛
地　　址：天津市南开区白堤路 244 号
邮政编码：300192
电　　话：(022)87894896
传　　真：(022)87893237
网　　址：www.tsttpc.com
印　　刷：天津海顺印业包装有限公司分公司
发　　行：全国新华书店
版本记录：710mm×1000mm　16 开本　12.25 印张　170 千字
　　　　　2022 年 3 月第 1 版　2022 年 3 月第 1 次印刷
　　　　　定价：38.00 元

(如发现印装问题,可与出版社调换)

丛书编委会

丛书主编

樊代明　　郝希山

丛书副主编

詹启敏　　于金明　　张岂凡　　季加孚　　王红阳　　赫　捷

李　强　　郭小毛　　徐瑞华　　朴浩哲　　吴永忠　　王　瑛

执行主编

王　瑛

执行副主编

支修益　　赵　勇　　田艳涛　　秦　茵　　陈小兵

插　画

张梓贤

编　者　(按姓氏汉语拼音排序)

艾星浩　　巴　一　　白　冰　　包　旭　　卜　庆　　步召德

蔡清清　　曹　振　　曹伟新　　曹旭晨　　陈　璐　　陈　平

陈　伟　　陈　妍　　陈　艳　　陈　燕　　陈　宇　　陈翔翔

陈昌贤　　陈点点　　陈公琰　　陈金良　　陈警之　　陈凯琳

陈可欣　　陈茂艳　　陈倩倩　　陈田子　　陈婷婷　　陈小兵

陈晓锋　　陈晓燕　　陈永顺　　陈育红　　陈昱丞　　陈治宇

陈子华　　陈祖锦　　程　熠　　程亚楠　　迟志宏　　丛明华

崔云龙　　崔兆磊　　戴　东　　丁　超　　董　丽　　董阿茹汗

董恒磊	杜娟	杜强	杜玉娟	段峰磊	段振东
范彪	范志松	方小洁	房锋	封磊	冯莉
冯敏	冯梦晗	冯梦宇	付强	高婕	高劲
高明	高申	高炜	高秀	高岩	高伟健
弓晓媛	宫本法	关海霞	关莎莎	郭志	郭婧瑶
郭姗琦	韩晶	何朗	何流	何毅	何帮顺
何江弘	何亚琳	和芳	贺斌	洪雷	侯秀坤
胡海涛	胡耐博	胡筱蓉	黄河	黄鼎智	黄慧强
黄金超	黄梅梅	黄敏娜	黄诗雄	黄文倩	黄育北
季科	季鑫	季加孚	季耘含	贾佳	贾晓燕
贾英杰	贾子豫	姜文奇	姜志超	蒋微琴	金辉
金希	金鑫	荆丽	井艳华	阚艳艳	康文哲
孔学	孔大陆	孔凡铭	孔雨佳	雷海科	黎军和
李方	李洁	李静	李力	李玲	李凌
李宁	李圃	李倩	李荣	李薇	李艳
李洋	李盈	李勇	李春波	李大鹏	李冬云
李昉璇	李国强	李海鹏	李虹义	李虎子	李慧锴
李慧莉	李家合	李嘉临	李建丽	李利娟	李萌辉
李姝颖	李维坤	李文桦	李文杰	李文涛	李小江
李小梅	李晓东	李勇强	李志领	李志铭	李治中
力超	梁峰	梁菁	梁金晓	梁晓峰	廖书恒
廖正凯	林宁	林源	林立森	林贤东	林晓琳
林仲秋	凌小婷	刘晨	刘昊	刘洁	刘珊
刘巍	刘妍	刘昭	刘兵城	刘博文	刘长富
刘东伯	刘东明	刘冬妍	刘端祺	刘合利	刘红利
刘宏根	刘慧龙	刘家成	刘嘉寅	刘俊田	刘凌翔
刘盼盼	刘荣凤	刘潇濛	刘晓园	刘筱迪	刘彦芳

刘艳霞	刘云鹤	刘云涛	刘志敏	卢仁泉	卢小玲
卢致辉	鲁苗苗	陆舜	陆苏	吕强	罗迪贤
马虎	马帅	马薇	马翻过	马福海	马蔚蔚
孟晓敏	牟睿宇	穆瀚	聂蔓	宁晓红	牛文博
潘杰	齐立强	齐文婷	秦磊	秦健勇	邱红
邱录贵	曲秀娟	瞿慧敏	饶群仙	任越	荣维淇
汝涛	单玉洁	邵欣欣	邵志敏	佘彬	申鹏
沈琦	沈倩	沈文斌	施咏梅	石晶	石燕
石汉平	司同国	思志强	宋晨歌	宋春花	宋天强
宋亦军	苏畅	孙婧	孙鹏	孙颖	孙彬栩
孙凌宇	孙现军	谭先杰	汤东	唐凤	唐丽丽
田艳涛	汪艳	王峰	王杰	王洁	王科
王莉	王龙	王飒	王潇	王欣	王鑫
王迎	王宇	王钊	王勐	王安强	王炳智
王丹鹤	王风华	王建祥	王建正	王晶晶	王景文
王军轶	王丽娟	王楠娅	王书奎	王舒朗	王晰程
王夏妮	王潇潇	王晓群	王园园	隗汶校	魏凯
魏立强	魏丽娟	魏述宁	魏松锋	闻淑娟	邬明歆
吴楠	吴琼	吴尘轩	吴航宇	吴小华	吴晓江
吴延升	吴胤瑛	伍晓汀	武强	夏奕	向阳
肖健	肖莉	肖书萍	谢玲玲	信文	邢金良
邢晓静	熊斌	熊青青	徐泉	徐彦	徐慧婷
徐瑞华	徐晓琴	许红霞	闫东	严颖	颜兵
杨波	杨丹	杨航	杨敏	杨合利	杨隽钧
杨李思瑞	杨佩颖	杨伟伟	杨子鑫	姚剑峰	叶枫
易丹	易峰涛	易树华	尹玉	尹如铁	尤俊
于歌	于海鹏	于仁文	于晓宇	虞永峰	袁航

运新伟	翟晓慧	战淑珺	张 斌	张 帆	张 红
张 寰	张 慧	张 霁	张 娇	张 晶	张 龙
张 蕊	张 倜	张 伟	张 欣	张 雪	张 瑶
张广吉	张国辉	张海波	张宏艳	张建军	张丽丽
张凌云	张梦迪	张青向	张汝鹏	张师前	张炜浩
张潇潇	张小田	张玄烨	张雪娜	张瑶瑶	张一楠
张玉敏	张跃伟	张蕴超	张梓贤	赵 静	赵 峻
赵 坤	赵 群	赵 婷	赵 玮	赵 勇	赵洪猛
赵敬柱	赵林林	赵志丽	郑 莹	郑传胜	郑华川
郑向前	支修益	只璟泰	周 晨	周 晶	周 岚
周 琦	周洪渊	朱津丽	朱晓黎	朱晓琳	朱颖杰
庄则豪	邹冬玲	邹燕梅	邹征云	左 静	

《甲状腺癌》编委会

名誉主编

高　明

主　编

郑向前

副主编

关海霞　　王　欣　　杨伟伟

编　者（按姓氏汉语拼音排序）

戴　东　　董　丽　　高　婕　　高　明　　关海霞　　侯秀坤

李大鹏　　刘晓园　　王　欣　　王军轶　　王舒朗　　魏松锋

杨伟伟　　尹　玉　　运新伟　　张　寰　　赵敬柱　　赵　静

郑向前　　只璟泰

丛书前言一

匠心精品，科普为民

人类认识癌症的历史源远流长。无论是古希腊时期的希波克拉底，还是中国古代的《黄帝内经》等早期医学文献，都曾系统描述过癌症。20世纪下半叶以来，世界癌症发病人数与死亡人数均呈快速上升趋势，尤其是20世纪70年代以后，癌症发病率以年均3%～5%的速度递增。癌症已成为当前危害人类健康的重大疾病。

我国自改革开放以来，经济、社会、环境及人们的生活方式都发生了变化，目前正快速步入老龄化社会，这导致我国在肿瘤患者人数快速增长的同时，癌谱也发生了较大变化。在我国，发达国家高发的肺癌、乳腺癌、结直肠癌的发病率迅速上升，发展中国家高发的胃癌、肝癌、食管癌等的发病率亦居高不下，形成发达国家与发展中国家癌谱交融的局面，这给我国的肿瘤防治工作带来了较大挑战。

为了推动肿瘤科普精品创作，为公众和广大患者提供一套权威、科学、实用、生动的科普丛书，在中国科学技术协会的大力支持下，中国抗癌协会组织数百位国内肿瘤专家，集体编写了本套丛书。

丛书的作者都是活跃在我国肿瘤科普领域的专家，通过讲座、访谈、文章等多种形式为广大群众特别是肿瘤患者及其家属答疑解惑，消除癌症认知误区，推进癌症的早诊早治。他们的经验积累和全心投入是本套丛书得以出版的基础。

本套丛书满足了两方面的需求：

一是大众的需求。中国抗癌协会通过各地肿瘤医院、肿瘤康复网站、康复会、患友会等组织问卷调研，汇总常见问题，以保证专家回答的问题是读者最关心和最渴望知道答案的问题。

二是医生的需求。在日常工作中，临床医生要用很大一部分时间来回答患者一些重复率非常高的问题。如果能把这些问题汇总，统一进行细致深入的解答，以图书的形式提供给患者及其家属，不仅能为临床医生节省很多时间，同时也能大大提高诊疗的效率。

丛书的出版不是终点，而是一个起点。本套丛书将配合中国抗癌协会每年的世界癌症日、全国肿瘤防治宣传周等品牌活动，以及肺癌、乳腺癌关注月等各类单病种的宣传活动，通过讲座与公益发放相结合的形式，传播防癌抗癌新知识，帮助患者树立战胜癌症的信心，普及科学合理的规范化治疗方法，全面落实癌症三级预防的总体战略。

本套丛书是集体智慧的结晶。衷心感谢中国科学技术协会对丛书的鼎力支持，感谢百忙之中为丛书的编写投入巨大精力的各位专家，感谢为丛书出版做了大量细致工作的出版社编辑，也感谢所有参与丛书筹备组稿工作的中国抗癌协会秘书处的工作人员。

希望本套丛书的出版能为国家癌症防治事业做一份贡献，为大众健康谋一份福祉。

郝希山

中国工程院院士

丛书前言二

肿瘤防治，科普先行

一、肿瘤防治，科普先行

1.健康科普，国家之需求

2016年，习近平总书记在"科技三会"上指出，"科技创新、科学普及是实现创新发展的两翼，要把科学普及放在与科技创新同等重要的位置。"这是中央领导从国家发展战略高度对新的历史时期科普工作和科普产业发展的新部署和新要求。2017年，"健康中国"作为国家基本发展战略被写进十九大报告，报告明确提出"健康中国行动"的主要任务就是实施健康知识普及行动。

2.肿瘤科普，卫生事业之需求

恶性肿瘤的病因预防为一级预防；通过筛查而早期诊断，以提高肿瘤疗效为二级预防。世界卫生组织（WHO）认为，40%以上的癌症可以预防。恶性肿瘤的发生是机体与环境因素长期相互作用的结果，因此，肿瘤预防应贯穿于日常生活中并长期坚持。肿瘤预防在于降低发病率和死亡率，从而减少国家医疗资源的消耗，减轻恶性肿瘤对国民健康的危害和社会、家庭的经济负担。

3.肿瘤科普，公众之需求

大数据表明，在中国，健康与医疗科普相关词条占总搜索量的57%。2017年国人关注度最高的10种疾病中，"肿瘤"的搜索量超过36亿次，跃居十大疾病之首，之后连续数年蝉联关注榜首位。这一方面说明公众对肿瘤科普有巨大需求，同时也反映了公众对癌症的恐慌情绪。一次次名人患癌事件、一段段网络泛滥的癌症谣言,时时处处诱发公众"谈癌色变"的心理。因此,消除癌症误区、建立正确的防癌观念是当前公民健康领域最重要的科普任务,肿瘤医学工作者责无旁贷。

4.肿瘤科普,患者之需求

恶性肿瘤严重威胁人类健康和社会发展。随着肿瘤发病率持续上升、患者生存期延长、个体对自身疾病的关注增加、患者参与诊疗决策的意愿不断增强,肿瘤科普已经成为刚性需求,涉及预防、诊疗、康复、护理、心理、营养等诸多领域。

5.肿瘤科普,大健康产业之需求

随着科普产业的进步和成熟,一批像果壳网、知乎、今日头条等科普资讯平台迅速发展壮大,成为国家发展科普产业的骨干力量。今天的科普产业正在走出科普场馆建设与运营、科普图书出版与发行、科普影视制作与传播、科普展教器具制作与展示等传统形式,迈向经济建设与社会发展更为广阔的前沿领域。科普的产业形态呈多元化发展,科普出版、科普影视、科普动漫与游戏、科普网站、科普旅游、科普会展、科普教育、科普创意设计服务等实体平台百花齐放。随着人口老龄化的加剧,肿瘤科普产业的规模正在不断扩大,这必将催生高水平多元化的科普产品。肿瘤防治,科普先行,利国利民。

二、科普先行,路在脚下

中国抗癌协会作为我国肿瘤学领域最重要的国家一级协会,在成立之日起,就把"科普宣传"和"学术交流"放在同等重要的位置,30多年来,在肿瘤科普工作中耕耘不辍,秉持公心,通过调动行业资源和专家资源,面向公众和患者广泛开展了内容丰富、形式多样的抗癌科普宣传。通过长期实践,协会独创出"八位一体"的科普组织体系(团队–活动–基地–指南–作品–培训–奖项–媒体),为我国肿瘤防治科普事业的模式创新和路径探索做出了重要贡献。

中国抗癌协会自1995年创建"全国肿瘤防治宣传周"活动,经过近30年的洗练,已成为肿瘤领域历史最悠久、规模和影响力最大、社会效益最好的品牌科普活动。养成良好的生活方式、早诊早治、保证有效治疗、提高患者生存质量等防癌抗癌理念逐步深入人心。从 2018 年开始，中国抗癌协会倡议将每年的 4 月 15 日设为"中国抗癌日"，并组织全国性的肿瘤科普宣传活动。

科普精品是科普宣传的最重要武器。中国抗癌协会的几代学者，传承接力，倾心致力于权威科普作品的创作，为公众和患者奉献了数量众多的科普精品。2012 年至今 10 年时间里，中国抗癌协会本着工匠精神，组织数百名专家编写了本套丛书(共 20 个分册)，采用问答的形式，集中回答了公众及患者在癌症预防、诊疗中的常见疑问。目前本套丛书已入选"国家出版基金项目""'十三五'国家重点图书出版规划项目""天津市重点出版扶持项目"等多个项目，取得了良好的社会效益。

随着近年来临床新进展不断涌现，新技术、新方法、新药物不断应用于临床，协会牵头组织广大专家，将防癌抗癌领域的最新知识奉献给广大读者朋友，帮助公众消除癌症误区，科学理性地防癌抗癌，提升公众的科学素养，为肿瘤防治事业贡献力量。

书之为用，传道解惑。科普创作有四重境界，即权威、科学、实用、生动。我们只为一个目标：让癌症可防可控。

肿瘤防治，科普先行；科普先行，路在脚下。

中国抗癌协会理事长
中国工程院院士

前　言

随着我国社会经济的快速发展以及人口老龄化的加速，癌症的发病率呈逐年上升的趋势。《2018 年全球癌症统计数据》报告，2018年全球约有 1810 万癌症新发病例，而亚洲就占据近一半比例，可见癌症已成为严重威胁人类生命与健康的首要疾病，其中甲状腺癌的发病率亦呈显著上升趋势。有数据统计，全世界新发甲状腺癌以平均每年 5% 的速度递增。我国甲状腺癌已经跃居女性恶性肿瘤的前五位，甚至在某些地区甲状腺癌发病率在女性恶性肿瘤中排名已超过乳腺癌，跃居第一位。越来越多的患者遭受着甲状腺肿瘤的困扰，尤其是甲状腺癌，更是影响患者身心健康的常见恶性肿瘤，也引起了社会和医疗界的高度关注。

有的患者在确诊为甲状腺肿瘤后坐立不安，精神抑郁；有的患者处于绝望的深渊中不能自拔；有的病急乱投医，如热锅上的蚂蚁。在日常生活工作中，我们也经常听到来自患者诸如此类的疑问："甲状腺肿瘤能治好吗？""得了甲状腺癌，我还能活多久？""甲状腺癌容易复发吗？"

转眼间，我从事甲状腺肿瘤的诊治与临床研究已有十余年，每当静坐下来回想起多年来就诊的患者，就感慨万千。作为甲状腺肿瘤专科医生，我很清楚，随着环境的改变、社会压力的增加，甲状腺肿瘤的发病率明显提高了，因此需要有专业的医生给予有关甲状腺肿瘤问题的专业解答。那么，如何让公众掌握甲状腺肿瘤防治的科学知识，进而改变生活中的不良习惯，建立科学正确的生活方式呢?为此，我们肿瘤专科医生责无旁贷，希望通过本书的撰写向广大读者介绍甲状腺肿瘤的致病因素、临床表现、诊断、治疗及护理康复等知识。为读者答疑解惑，提高患者及公众对肿瘤防治的认识，克服恐惧，进而开展有利的预防措施，正确对待肿瘤的治疗、接受合理的康复措施。也希望能以全新的视角，将大众最关心的有关甲状腺肿瘤防治和康复方面的知识展示给大家。

此书献给相关的专业人士和深受甲状腺肿瘤困扰的患者及其家属，希望对他们有所帮助，希望患者在生活中依然可以绽放灿烂的笑容。这本书饱含着我们对甲状腺肿瘤患者的爱和关怀，也是我们对社会的一份责任所在。

2021 年 12 月

目　录

第一章　甲状腺的解剖和生理功能

第二章　甲状腺癌的流行病学特征

第三章　甲状腺癌的发病原因

第四章　甲状腺癌的诊断

第五章　甲状腺癌的 TNM 分期

第六章　分化型甲状腺癌的手术治疗

第七章　分化型甲状腺癌的碘治疗

第八章　分化型甲状腺癌的内分泌抑制治疗

第九章　甲状腺癌分子靶向治疗进展

第十章　甲状腺癌术后护理及康复

第一章

甲状腺的解剖和生理功能

▮▶ 甲状腺的生长部位

甲状腺是人体最大的内分泌腺体,能够分泌并储存甲状腺素。甲状腺素参与人体各组织器官的代谢活动,也是维持人体发育所必需的物质。甲状腺起源于内胚层,成人甲状腺位于颈前舌骨下区。

▮▶ 甲状腺的形态

甲状腺多呈"H"形,分为左、右两个侧叶,中间连以峡部构成(图1-1)。甲状腺的形态变化很大,约半数可见由峡部或近峡部向上凸起的锥状叶,峡部缺如两侧腺叶不相连者约占7%。

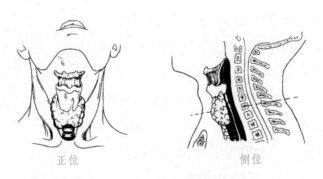

正位　　　　　　　　　侧位

图1-1　甲状腺的位置和形态。

▮▶ 甲状腺的被膜与韧带

甲状腺有内、外两层被膜,又称真假被膜。内层被膜包绕整个甲状腺腺体,并形成若干纤维束深入腺体实质内,将甲状腺分成许多小叶样结构,此为甲状腺固有被膜,即真被膜。外层被膜实际上是气管前筋膜的延续,外层被膜不完整,仅包绕甲状腺的前面和侧后面;与气管接触的甲状腺部分没有此层被膜,也称为假被膜。假被膜为实际外科手术操作界限,故又有外科被膜之称(图1-2)。在甲状腺真假被膜之间为疏松结缔组织,内含甲状腺血管、淋巴管、喉返神经及甲状旁腺等结构。甲状腺血管在进入真被膜后发出很多管壁较薄的小血管,形成稠密血管网,一旦损伤会导致广泛出血。

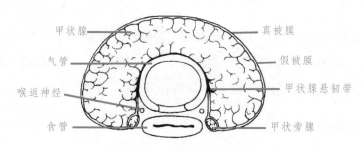

图 1-2　甲状腺被膜。

　　甲状腺的韧带有两组,甲状腺悬韧带和甲状腺侧韧带。甲状腺悬韧带位于甲状腺两侧叶上端,连接甲状腺侧叶上极与甲状软骨板,由移行至此的甲状腺假被膜增厚形成,甲状腺上动静脉穿行于此韧带内。甲状腺侧韧带又称 Berry 韧带,位于甲状腺峡部与环状软骨及气管之间,同为甲状腺假被膜移行此处增厚形成(图 1-3)。喉返神经多数行至该韧带后方入喉。甲状腺两组韧带的作用是将甲状腺固定在其后方的甲状软骨和气管表面,故做吞咽动作时,甲状腺可随喉体上下活动,这也是临床鉴别颈部肿块是否源于甲状腺的根据之一。

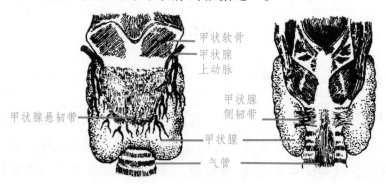

图 1-3　甲状腺的韧带。

▮▶ 甲状腺的胚胎发生与发育异常

　　甲状腺起源于内胚层,是胚胎内分泌腺中出现最早的腺体。此时,胚胎的甲状腺滤泡细胞已经可以合成甲状腺素,胚胎的发育同时受到胚胎和母体甲状腺素的双重影响。

甲状舌管囊肿是较为常见的甲状腺相关发育畸形。甲状舌管囊肿可见于颈前正中甲状腺下降途径的任何部位,在舌骨上下最为常见(图1-4)。

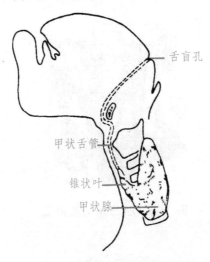

舌盲孔

甲状舌管

锥状叶

甲状腺

图1-4　甲状舌管囊肿演化。

胚胎时期甲状腺原基在下降过程中发生异常,导致部分甲状腺位于异常部位,称为异位甲状腺组织。如整个甲状腺未到达指定位置,则为异位甲状腺。异位甲状腺(组织)常见于舌盲孔处黏膜下、颈前中线附近、纵隔等部位。此外,甲状腺还常出现形态异常,如峡部缺如、一侧腺叶很小或缺如、锥状叶很长等。

▶▶ 甲状腺的位置和毗邻结构

甲状腺位于喉与气管的前外侧,上极多数平甲状软骨板中部,下极多可达第6气管环,峡部多覆盖于第2~4气管环前面。正常甲状腺腺体在体表无明显外观标志,其投影相当于第7颈椎椎体。甲状腺位于颈前正中,周围除众多肌肉及气管、食管外,尚有颈部大血管和重要神经等结构,其毗邻关系较为复杂。肌三角是指肩胛舌骨肌上腹的内侧缘、胸锁乳突肌的前缘和颈中线围成的三角区域,双侧肌三角是一个舌骨下缘至胸骨柄上缘之间的菱形区域,常规甲状腺外科涉及的解剖结构几乎都在此范围内(图 1-5)。其浅层起自封套筋膜,深至椎前筋膜。由浅入深,甲状腺的前面有皮肤、颈筋膜、舌骨下肌群等;后方邻接喉、气管、下咽、食管和椎体等;侧叶的后外侧毗邻颈动脉鞘等结构(图 1-6)。

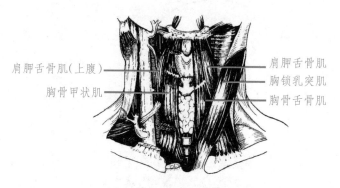

图 1-5　肌三角与菱形区。

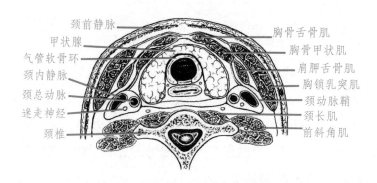

图 1-6　甲状腺的毗邻结构。

甲状腺的血管系统和相关神经分布

甲状腺有丰富的血液供应,供血动脉包括甲状腺上、下动脉及少数个体存在的最下动脉。静脉系统包括甲状腺上、中、下静脉。甲状腺相关的主要神经包括喉上神经和喉返神经。

1. 甲状腺上动脉与喉上神经

甲状腺上动脉从颈外动脉起始部或偶尔由颈总动脉发出,伴喉上神经外支行向前下方,至甲状腺侧叶上极附近发出前、后支进入腺体。其侧支有胸锁乳突肌支、喉上动脉及环甲肌支等。内支与喉上动脉伴行入喉，负责声门裂以上喉内黏膜感觉。外支随甲状腺上动脉下降至甲状腺侧叶上极，与动脉分离发出分支进入环甲肌及咽下缩肌，支配上述肌肉运动，维持声带张力，影响声带振动的频率和声音的音色（图1-7）。近年来，随着患者对甲状腺术后声音质量要求的提高，对喉上神经外支的保护也日益受到重视。

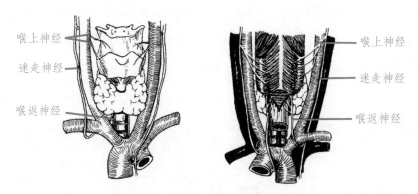

图1-7 喉上神经与喉返神经。

2.甲状腺下动脉与喉返神经

甲状腺下动脉大多发自锁骨下动脉的甲状颈干，沿前斜角肌内缘上升至第6颈椎平面，向前穿出椎前筋膜，转向内下，在颈动脉鞘后方呈明显向上的弓状凸起，再向内侧接近侧叶外缘中下部，分为上、下两支分布于甲状腺、甲状旁腺、气管以及食管等。喉返神经为迷走神经在胸部的分支。左右两侧行径有所不同：左侧喉返神经自迷走神经分出后，下行向后勾绕主动脉弓后上行返回颈部；右侧喉返神经下行向后勾绕右锁骨下动脉后，斜向内上方上行返回颈部。相比较而言，左侧喉返神经行程较长，位置较深，几乎完全走行于气管食管沟内。而右侧喉返神经距离人体中线较远，斜向内上走行，并非完全走行于气管、食管沟，且位置较浅。两侧喉返神经均于环甲关节后方入喉，支配除环甲肌以外的诸喉肌，负责声门裂以下喉内黏膜感觉。此外，多数喉返神经在甲状腺附近还发出支配气管、食管的喉外支和支配喉的其他入喉支。喉返神经与甲状腺下动脉及其分支也有着复杂的交叉关系，个体之间差异较大。神经可位于动脉之前、之后，也可以在动脉分支之间或神经与血管相互夹持穿过。相对而言，右侧喉返神经由于位置较浅，约半数位于下动脉浅面，而左侧喉返神经由于位置较深，多数位于下动脉深面。

喉不返神经（NRLN）又称非返喉下神经，较为少见，发生率不足1%，多为右侧，左侧较为罕见。与正常喉返神经从迷走神经发出后再由胸腔内或颈根勾绕动脉后再上行入喉不同，喉不返神经从迷走神经颈段直接发出入喉（图1-8）。喉不返神经的发生与胚胎期第6对弓动脉发育密切相关。

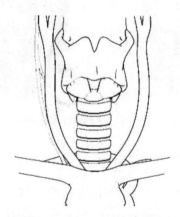

图1-8 右侧喉不返神经。

3. 甲状腺最下动脉

甲状腺最下动脉的出现率仅为10%，可起自头臂干、主动脉弓、右颈总动脉、锁骨下动脉等处。该动脉常沿气管前方上升至甲状腺峡部下缘，进入腺体参与供血。甲状腺最下动脉常为单支，偶有双侧同时出现。

4. 甲状腺静脉

甲状腺静脉分为上、中、下3对。上静脉与同名动脉伴行，汇入颈内静脉；中静脉起自侧叶中部外缘，横过颈总动脉前方，汇入颈内静脉；下静脉起自腺叶下极，常为多支，两侧于峡部下方气管前可彼此吻合交通汇入头臂静脉。

▐▶ 甲状腺相关淋巴系统

　　甲状腺的淋巴管起源于甲状腺滤泡旁的淋巴小管，这些呈网状的淋巴管非常丰富并逐渐向甲状腺包膜下集中，形成集合管流出甲状腺。甲状腺淋巴管网在腺体包膜内广泛分布，淋巴液可自由流动。集合淋巴管常与静脉伴行，但同样存在较大的解剖变异，故至今仍未彻底明确甲状腺淋巴液引流解剖分界。一般认为，甲状腺两侧叶上极及峡部的淋巴引流方向是一致的，都是通过上淋巴管引流至喉前淋巴结，最终汇入颈内静脉淋巴结上组，少数汇入咽后淋巴结。而甲状腺侧叶中下部的淋巴引流则是通过中下淋巴管向下引流至气管前、气管旁淋巴结及上纵隔淋巴结，进而沿侧方集合淋巴管汇入颈内静脉淋巴结下组，最终汇入胸导管或右淋巴管（图1-9）。

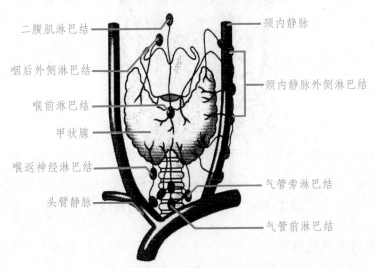

二腹肌淋巴结

咽后外侧淋巴结

喉前淋巴结

甲状腺

喉返神经淋巴结

头臂静脉

颈内静脉

颈内静脉外侧淋巴结

气管旁淋巴结

气管前淋巴结

图1-9　甲状腺的淋巴回流。

　　中央区淋巴结，即颈部淋巴结 Level 分区法第Ⅵ区。人们普遍认为，大多数甲状腺癌最先转移至中央区淋巴结，因此中央区淋巴结清扫在甲状腺癌手术治疗中尤为重要。中央区淋巴结的范围包括双侧甲状腺叶区域，上至舌骨平面，下至头臂干动脉上缘，侧方至双侧颈动脉鞘内侧。

▶ 甲状旁腺的解剖

甲状旁腺亦属内分泌腺体,且位于甲状腺附近。通常甲状旁腺位于甲状腺背外侧,紧贴在甲状腺上,一般左、右各有一对,分上、下排列。甲状旁腺呈扁圆形独立小体,质地软,表面光滑,常常由于受到周围组织挤压的原因而形成棱角(图1-10)。一般成人甲状旁腺呈黄色或棕黄色。单个甲状旁腺长为4~8mm,重量约为50mg。甲状旁腺大多位于甲状腺被膜以内,其本身也覆盖一薄层结缔组织被膜,由该被膜发生的结缔组织伸进腺体内,将腺体分成若干小叶,甲状旁腺血管、神经及淋巴即经过这些小隔出入腺体。

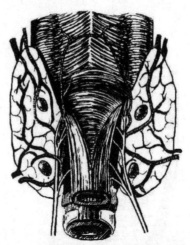

图1-10 甲状旁腺的位置(背面观)。

1.甲状旁腺的位置

上甲状旁腺的位置相对比较固定,约95%以上位于甲状腺侧叶后缘中点,相当于环状软骨下缘处。下甲状旁腺位置变异较大,半数以上(62.2%)位于甲状腺侧叶后缘中1/3与下1/3交界处以下至下极的后外侧。甲状旁腺与甲状腺相对位置关系变化较多,国内学者将两者之间的位置关系分为两大类,即紧密型和非紧密型。

2.甲状旁腺的血液供应

上、下甲状旁腺,其血供主要来自甲状腺下动脉的分支,部分上甲状旁腺的血供来自甲状腺上动脉或甲状腺上、下动脉的吻合支;此外,还有部分来自气管、食管及甲状腺后包膜丰富的微小血管吻合支。尽管甲状旁腺有如此丰富的血液供应,但临床上也常见因阻断其供血动脉而引起甲状旁腺功能低下的情况,故在甲状腺手术中,都强调不要结扎甲状腺下动脉主干,以尽可能保证下动脉分支对甲状旁腺的血供。

▶ 甲状腺组织学与超微结构

甲状腺是人体最大的内分泌腺体,实质由大量滤泡组成,人的甲状腺约有300万个滤泡。腔内充满其分泌的胶质,主要成分为含有甲状腺激素的甲状腺球蛋白。腺泡上皮细胞是甲状腺激素合成与释放的部位,而腺泡腔的胶质是激素的贮存库。甲状腺是唯一在细胞外存储其产物的内分泌腺。腺泡上皮细胞的形态特征及胶质的量随甲状腺功能状态的不同而发生相应的变化。腺泡上皮细胞通常为立方形,当甲状腺受到刺激而功能活跃时,细胞变高,呈柱状,胶质减少;反之,细胞变低,呈扁平状,而胶质增多。在甲状腺滤泡之间和滤泡上皮细胞之间有滤泡旁细胞,又称C细胞,分泌降钙素。

▶ 甲状腺的生理功能与调控

甲状腺主要合成甲状腺激素,是参与人体组织器官代谢、维持正常生长发育的重要激素。滤泡旁细胞合成分泌降钙素,与甲状腺相邻的甲状旁腺合成分泌甲状旁腺素,对于血钙磷的水平调控起重要作用。

1.甲状腺激素的合成与代谢

甲状腺激素主要有两种形式,即四碘甲腺原氨酸(T4)和三碘甲腺原氨酸(T3),它们都是酪氨酸的碘化物。因此,碘是合成甲状腺激素必不可少的原料,人每天从食物中摄取的碘约有50%用于合成甲状腺激素。甲状腺组织中的碘浓度大约是血浆中的30倍,而甲状腺的含碘量占全身总碘量的 90%。各种原因引起的碘缺乏,都会导致甲状腺激素合成减少。

甲状腺激素的合成过程包括以下 3 步:甲状腺腺泡聚碘、碘离子的活化和甲状腺激素的合成。

(1)甲状腺腺泡聚碘:由肠吸收的碘,以碘离子的形式存在于血液中,再从血液转运至甲状腺上皮细胞内,这种碘的跨膜转运过程需要逆电化学梯度进行,是一种主动转运过程。垂体的促甲状腺激素能促进甲状腺的聚碘过程。

(2)碘离子的活化:摄入腺泡上皮细胞的碘离子,在过氧化酶的催化下被活化,活化位于腺泡上皮细胞顶端质膜微绒毛与腺泡腔交界处。一般认为,活化过程中碘离子变成了碘分子。碘只有在活化后才能取代酪氨酸残基上的氢原子。

(3)甲状腺激素的合成:腺泡上皮细胞可生成一种由 4 个肽链组成的大分子糖蛋白——甲状腺球蛋白(Tg)。酪氨酸的碘化和碘化酪氨酸的耦联过程都是在甲状腺球蛋白上进行的,所以甲状腺球蛋白分子上既含有酪氨酸、一碘酪氨酸(MIT)及二碘酪氨酸(DIT),也含有 T4 和 T3。在一个甲状腺球蛋白分子上,T4 与 T3 之比为 20:1,这种比值常受碘含量的影响,当甲状腺内碘化活动增强时,DIT 含量增加,T4 含量也相应增加;而在缺碘时,MIT 增多,T3 含量明显增加。

在甲状腺激素的合成过程中,甲状腺过氧化酶(TPO)的作用至关重要。它是由腺泡上皮细胞生成的一种含铁卟啉的蛋白质,其作用是促进碘的活化、酪氨酸碘化,以及碘化酪氨酸的耦联。TPO 在甲状腺泡上皮细胞顶缘的微绒毛处分布最多,所以甲状腺激素的合成过程主要发生在该部位。TPO 的活性受促甲状腺激素(TSH)的正向调控。抗甲状腺功能亢进药物硫氧嘧啶与硫脲类药物作用机制即为抑制 TPO 的活性,从而减少甲状腺激素的合成。

2.甲状腺激素的贮存、释放、运输与代谢

(1)贮存:甲状腺激素的贮存有两个特点,一是贮存于细胞外(即腺泡腔内);二是贮存量大,可供机体利用长达 50~120 天之久。

(2)释放:当甲状腺受到 TSH 刺激后,含有 T4、T3 及其他碘化酪氨酸残基的甲状腺球蛋白胶质小滴通过胞饮方式进入腺泡细胞内,将 T4、T3 水解并迅速进入血液。此外,尚有微量的 MIT 和 DIT 可以从甲状腺释放进入血中。已脱掉 T4、T3、MIT 和 DIT 的甲状腺球蛋白则被溶酶体中的蛋白水解酶所水解。由于甲状腺球蛋白分子上的 T4 数量远远超过 T3,因此甲状腺分泌的激素主要形式是 T4,约占总量的 90% 以上,T3 的分泌量较少,但 T3 的生物活性比 T4 大约 5 倍。

(3)运输:T4 和 T3 释放入血之后,绝大部分与血浆蛋白结合,极少部分呈游离状态。与甲状腺激素结合的血浆蛋白主要为甲状腺素结合球蛋白(TBG),占总结合量的 60%;与前白蛋白结合占 30%;与白蛋白也能结合,但只占总结合量的 10%。与蛋白结合的激素和游离的激素可相互转变,维持动态平衡。但只有游离的激素才能进入细胞内,并与细胞中受体结合,发挥生理作用。

(4)代谢:血浆 T4 半衰期为 7 天,T3 半衰期为 1.5 天。20% 的 T4 在肝降解,形成葡萄糖醛酸或硫酸盐的代谢产物,经胆汁进入小肠,最终随粪便排出。约 80% 的 T4 在外周组织脱碘酶的作用下变为 T3(占 45%)与反 T3(占 55%)。T4 脱碘是 T3 的主要来源,血液中的 T3 有 75% 来自 T4,其余来自甲状腺。反 T3 仅有极少量由甲状腺分泌,绝大部分是在组织中由 T4 脱碘而来。由于 T3 的作用比 T4 大 5 倍,所以脱碘酶的活性影响 T4 在组织内发挥作用。近年的研究证明,脱碘酶中含有硒,而且硒对脱碘酶的活性有重要影响,因此当硒缺乏时,T4 脱碘转为 T3 的过程受阻,外周组织中 T3 含量减少。

3.甲状腺激素的生物学作用

甲状腺激素的主要生理作用是促进物质与能量代谢,促进机体生长和发育。甲状腺激素的作用机制十分复杂,除了可以与核受体结合,影响核酸转录过程外,在核糖体、线粒体以及细胞膜上也发现了它的结合位点,对转录后的过程、线粒体的生物氧化作用以及膜的转运功能都有影响。

（1）对代谢的影响

1）产热效应：甲状腺激素可使绝大多数组织的耗氧率和产热量增加，尤其以心、肝、骨骼肌和肾等组织最为显著。因此，甲状腺功能亢进（简称"甲亢"）时，产热量增加，基础代谢率增高，患者喜凉怕热；反之，甲状腺功能减退（简称"甲减"）时，产热量减少，基础代谢率降低，患者喜热怕寒。

2）对蛋白质、糖和脂肪三大物质代谢的影响

a.蛋白质代谢。在生理状态下，甲状腺激素可作用于核受体，激活DNA转录过程，促进mRNA形成，加速蛋白质及各种酶的生成，表现为正氮平衡。T4与T3不足时，蛋白质合成减少，肌肉无力，但组织间的黏蛋白增多，可结合大量的正离子和水分子，引起黏液性水肿；T4与T3过多时，则会加速蛋白质分解，特别是加速骨骼肌的蛋白质分解。

b.糖代谢。甲状腺激素可以促进小肠黏膜对糖的吸收，增强糖原分解，抑制糖原合成，有升高血糖的趋势；但同时，由于甲状腺激素还可加强外周组织对糖的利用，因此也有降低血糖的作用。甲状腺功能亢进时，血糖常常升高，有时出现糖尿。

c.脂肪代谢。甲状腺激素促进脂肪酸氧化，可以增强儿茶酚胺与胰高血糖素对脂肪的分解。

（2）对生长与发育的影响：甲状腺激素具有促进组织分化、生长与发育成熟的作用。在人类和哺乳动物中，甲状腺激素是维持正常生长与发育不可缺少的激素，特别是对骨和脑的发育尤为重要。甲状腺功能减退的儿童，表现为以智力迟钝和身材矮小为特征的呆小症。需要注意的是，胚胎期胎儿骨骼的生长并非必需甲状腺激素，所以甲状腺发育不全的婴儿在出生时身高可以基本正常，但脑的发育已经滞后，在出生后会表现出明显的智力迟钝和骨生长停滞。所以，妊娠期一定要注意孕妇的甲状腺功能，甲状腺功能减退者应尽早干预治疗。

（3）对神经系统的影响：甲状腺激素不但影响中枢神经系统的发育，对已分化成熟的神经系统活动也有影响。甲状腺功能亢进时，中枢

神经系统的兴奋性增高,主要表现为注意力不易集中、喜怒失常、烦躁不安、睡眠不好且多梦,以及肌肉震颤等。甲状腺功能减退时,中枢神经系统兴奋性降低,出现记忆力减退、动作迟缓和表情淡漠等。甲状腺激素除了影响中枢神经系统的活动外,也能兴奋交感神经系统,尤其对心血管系统的活动有明显的影响。甲状腺激素可使心率加快,心收缩力增强,心排血量增加。因此,甲状腺功能亢进患者常表现为心动过速,可因心肌过度耗竭而致心力衰竭。

4.甲状腺功能的调控

甲状腺功能主要受下丘脑与垂体调节。下丘脑、垂体和甲状腺三个水平紧密联系,组成下丘脑–垂体–甲状腺轴。此外,甲状腺还可进行一定程度的自身调节(图 1–11)。

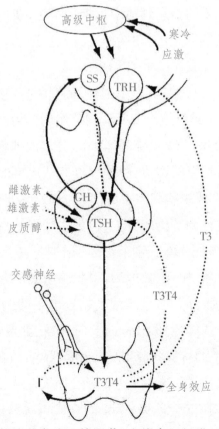

图 1–11　甲状腺激素分泌的调节(实线表示促进,虚线表示抑制)。

（1）下丘脑与腺垂体对甲状腺的调节：促甲状腺激素（TSH）是腺垂体分泌的调节甲状腺功能的主要激素。TSH 的分泌呈脉冲式，每 2~4 小时出现一次波动，并在此基础上呈现日周期变化规律。午夜达到高峰，上午 11 时左右达最低值。TSH 对甲状腺细胞的生长和甲状腺激素的合成具有全面促进作用。有些甲状腺功能亢进患者，血中可出现一些免疫球蛋白物质，化学结构与 TSH 相似，它可与 TSH 竞争甲状腺细胞膜上的受体而刺激甲状腺分泌，这可能是引起甲状腺功能亢进的原因之一。

腺垂体 TSH 分泌受下丘脑促甲状腺释放激素（TRH）的调控。TRH 是下丘脑神经内分泌神经元所分泌的一种三肽激素。下丘脑 TRH 神经元接受神经系统其他部位传来的信息，把环境因素与 TRH 神经元活动联系起来，然后 TRH 神经元通过释放 TRH 调控腺垂体 TSH 的合成与释放。例如，寒冷刺激的信息到达中枢神经系统，在传入下丘脑体温调节中枢的同时，还与其附近的 TRH 神经元发生联系，促使 TRH 释放增加，进而促进腺垂体合成释放 TSH 增多。

（2）甲状腺激素的反馈：其调节血中游离的 T4 与 T3 浓度的升降，对腺垂体 TSH 的分泌起着经常性反馈调节作用。当血中 T4 与 T3 浓度增高时，抑制 TSH 分泌。T3 对腺垂体 TSH 分泌的抑制作用比 T4 强。

（3）碘对甲状腺功能的调节：甲状腺具有适应碘的供应变化而调节自身对碘的摄取与合成甲状腺激素的能力。在缺乏 TSH 或血液 TSH 浓度不变的情况下，这种调节仍能发生，称为甲状腺的自身调节。它是一个有限度的缓慢的调节系统。当血碘浓度增加时，最初甲状腺激素的合成有所增加，但碘量超过一定限度后，甲状腺激素的合成在维持一段高水平之后，又会明显下降。当血碘浓度超过 1mmol/L 时，甲状腺摄碘能力开始下降；当血碘浓度达到 10mmol/L 时，甲状腺聚碘作用完全消失。这种过量的碘所产生的抗甲状腺聚碘作用称为 Wolff-Chaikoff 效应。过量的碘抑制碘转运的机制，尚不十分清楚。如果在持续加大碘量的情况下，那么抑制摄碘作用又会消失，激素的合成再次增加，出现对高碘的适应。相反，当血碘含量不足时，甲状腺可增强摄碘作用，并加强甲状腺激素的合成。

（4）自主神经对甲状腺活动的影响：甲状腺腺泡还受交感神经肾上腺素能纤维和副交感神经胆碱能纤维的支配。实验表明，肾上腺素能纤维兴奋可促进甲状腺激素的合成与释放，而胆碱能纤维兴奋则抑制甲状腺激素的分泌。

5.甲状旁腺激素的作用与调控

甲状旁腺激素（PTH）是甲状旁腺主细胞分泌的含有84个氨基酸的直链肽。正常人血浆PTH浓度呈现日节律波动，清晨6时达最高，以后逐渐降低，下午4时达最低，以后又逐渐升高，范围为10~50ng/L。血浆半衰期为20~30分钟，主要在肝脏水解灭活，肾脏也有灭活PTH的作用。

PTH是调节血钙与血磷水平最重要的激素，具有升高血钙和降低血磷的作用，调节机制有：促进肾远球小管对钙的重吸收，使尿钙降低，血钙升高；抑制近球小管对磷的重吸收，促进尿磷排出，血磷降低。PTH还可以通过刺激破骨细胞活动增强而促进骨钙入血。此外，PTH还可以激活肾1α-羟化酶，促进$25-OH-D_3$转变为有活性的$1,25-(OH)_2-D_3$，转而影响肠对钙磷的吸收。

PTH的分泌主要受血钙浓度变化的调节。血浆钙浓度轻微下降时，就可使甲状旁腺分泌PTH迅速增加，这是由于血钙降低直接刺激甲状旁腺细胞释放PTH，在PTH作用下血钙浓度会迅速回升。相反，血浆钙浓度升高时，PTH分泌减少，血钙浓度下降。长时间的高血钙，可使甲状旁腺发生萎缩；而长时间的低血钙，则可使甲状旁腺增生。研究已证明，在甲状旁腺细胞的细胞膜上存在钙受体，可感受细胞外钙浓度的变化。此外，血磷升高也可使血钙降低，从而刺激PTH的分泌，但属于间接调控。

6.降钙素的合成与调控

降钙素（CT）是由甲状腺C细胞即滤泡旁细胞分泌的三十二肽激素。因此，CT也是甲状腺髓样癌（一种源于甲状腺滤泡旁细胞的恶性肿瘤）的肿瘤标志物。正常人血清中降钙素浓度为10~20ng/L，血浆半衰期<1小时，主要在肾脏降解后排出。CT的主要作用是降低血钙和血磷，

其主要靶器官是骨,对肾脏也有一定的作用。CT抑制破骨细胞活动,减弱溶骨过程,增强成骨过程,使骨组织释放钙、磷减少,钙、磷沉积增加,因而血钙与血磷下降。同时,CT能抑制肾小管对钙、磷的重吸收,使这些离子从尿中排出增多。

CT的分泌主要受血钙浓度的调节。当血钙浓度升高时,CT的分泌亦随之增加。CT与PTH有相互拮抗作用,共同调节血钙浓度的稳定。两者的主要差别为:CT的作用快速而短暂,PTH作用缓慢而持久。CT分泌在1小时内即可达到高峰,而PTH则需几个小时;CT只对血钙水平产生短期调节效应,PTH对血钙浓度发挥长期调节作用。由高钙饮食引起的血钙升高,通常由CT调控恢复到正常水平。另外,进食也可刺激CT的分泌,这与胃泌素的分泌增加有关。这也就是高钙和胃泌素可以激发CT分泌的原因。

第二章 ◀▎▎

甲状腺癌的
流行病学特征

　　甲状腺癌是内分泌系统和头颈部肿瘤中最常见的恶性肿瘤。每年甲状腺癌新发病例占所有癌症发病的 1%~5%。近 30 年,世界大多数地区甲状腺癌发病率呈持续上升趋势,引起了人们的极大关注。甲状腺癌根据其病理特点分为乳头状癌(PTC)、滤泡癌(FTC)、Hürthle 细胞癌、髓样癌(MTC)和未分化癌(ATC)等,其中以 PTC 为主要病理类型,占全部甲状腺癌的 79%~94%。

　　本章将分别从甲状腺癌的临床流行病学以及分子流行病学两个方面介绍甲状腺癌的流行病学特征。

▶ 国外甲状腺癌流行情况

1.地区分布

　　国际癌症研究中心/国际癌症注册协会(IARC/IACR)公布的 2012 年全球肿瘤流行病统计数据(GLOBOCAN 2012)显示,2012 年世界范围内甲状腺癌预期发病率的排位依次为亚洲、北美洲、欧洲、拉丁美洲及加勒比海地区、非洲和大洋洲。预期死亡率排位依次为亚洲、欧洲、非洲、拉丁美洲及加勒比海地区和北美洲。亚洲无论发病率还是死亡率都居全球首位;北美洲发病率较高,但死亡率较低;非洲虽然发病率不高,但是死亡率位于前列。

　　美国甲状腺癌发病率在女性恶性肿瘤发病排位中位居第 5 位,根据美国癌症协会估计,2015 年美国甲状腺癌新发病例将达到 62 000例。2012 年,中南美洲甲状腺癌发病占全部恶性肿瘤发病人数的 4%,发病率为全部恶性肿瘤发病排位的第 6 位。在亚洲,韩国甲状腺癌发病率在 2009 年已经升至全球首位, 至 2012 年韩国甲状腺癌发病率高达87.4/10 万。

2.时间分布

　　2000 年 IARC 肿瘤登记协会报告, 全球甲状腺癌发病率男性为1.2/10 万,女性为 3.0/10 万,并呈逐年上升趋势,包括美国、英国、加拿大、法国、澳大利亚、意大利、中国等世界多个国家和地区均出现甲状腺癌发病率逐渐上升的报道。世界大多数地区甲状腺癌发病率呈持续上升趋势,但死亡率变化不明显。

3.人群分布

(1)性别分布:大部分国家和地区的女性发病率明显高于男性,男女比例为1:(1.5~3),在意大利的西西里地区其比例甚至可以达到1:4.3。世界大多数地区男性和女性甲状腺癌发病率均呈持续上升趋势,但女性甲状腺癌发病率上升更为显著,不同性别的甲状腺癌死亡率变化不明显。

(2)人种分布:在不同种族中,甲状腺癌发病率存在差异。关于甲状腺癌种族差异的研究发现,白人和黑人发病率的年增长速度较黄种人快。

▶ 我国甲状腺癌流行情况

2016年全国255个肿瘤登记处提供的肿瘤发病、死亡数据分析显示,2013年全国甲状腺癌新发病例数估计为14.39万,死亡病例0.65万。全国甲状腺癌发病率为10.58/10万,其中男性为5.12/10万,女性为16.32/10万。同期全国甲状腺癌死亡率为0.48/10万,其中男性为0.33/10万,女性为0.63/10万。

1.地区分布

(1)区域分布:高收入国家的甲状腺癌发病率是中低收入国家发病率的2倍甚至以上。我国不同省份的数据也显示出类似趋势,社会经济发展水平高的地区甲状腺癌发病率高于社会经济发展水平相对低的地区。2012年,全国甲状腺癌发病率为7.36/10万,是全国恶性肿瘤发病排位的第7位;同年,在福建省、湖北省和河北省等地区,甲状腺癌发病在全部恶性肿瘤排位中均进入前10位,而在内蒙古自治区、山东省、湖南省、云南省、河南省和甘肃省等甲状腺癌的发病排位均在前10位之外。在上述各省中,甲状腺癌的死亡率在全部恶性肿瘤死亡排位中均未进入前10位。2013年,浙江省女性甲状腺癌发病率已位居女性恶性肿瘤发病排位第 1 位，男性甲状腺癌发病率居男性恶性肿瘤发病排位第 7 位；同年，广东省女性甲状腺癌发病排位为第 4 位，男性甲状腺癌发病排位为第 10 位。

（2）城乡分布：全国城市地区甲状腺癌发病率及死亡率均高于农村地区，2013 年全国城市地区甲状腺癌新发病例数为 10.99 万，发病率为 15.03/10 万，全国农村地区新发病例数为 3.41 万，发病率为 5.41/10 万。2013 年全国城市地区甲状腺癌死亡人数估计为 4141 例，死亡率为 0.57/10 万，全国农村地区甲状腺癌死亡人数估计为 2377 例，死亡率为 0.38/10 万。

2.时间分布

近 20 年，我国甲状腺癌发病率一直呈上升趋势。天津市 1981 年至 2001 年的资料统计结果显示，天津市女性甲状腺癌发病率虽然在 1981 年的基线水平较低，仅为 1.79/10 万，但 20 年来发病率的变化超过世界平均增长水平。至 2006 年发病率增加了 267%。上海市浦东新区登记的甲状腺癌发病率由 2002 年的 6.71/10 万上升至 2009 年的 20.08/10 万，在恶性肿瘤的发病排位中跃居第 7 位。

全国肿瘤登记中心利用 2009—2011 年全国 72 个肿瘤登记处的数据预估了 2015 年我国甲状腺癌新发病例数约为 9 万；同时还利用全国 22 个肿瘤登记处 2000—2011 年数据，分析预估了我国甲状腺癌将以每年 20% 的速度持续增长。全国肿瘤登记中心报道显示，2013 年我国甲状腺癌新发病例数超过之前估计的 2015 年新发病例数，达到世标发病率 7.67/10 万，远远超过 2010 年世标发病率的 3.23/10 万。仅 2010 年到 2013 年的 4 年时间，我国甲状腺癌发病率增长了 137%。

甲状腺癌患者预后一般良好，死亡率保持平稳，未见明显增长。全国肿瘤登记中心数据显示，2010 年全国甲状腺癌世标死亡率为 0.26/10 万，到 2013 年全国世标死亡率为 0.32/10 万，4 年期间死亡率增长 23%，远远低于同期发病率增长（同期发病率增长 137%）。2013 年与 2010 年相比，甲状腺癌人群累积死亡风险无变化，0~74 岁甲状腺癌累积死亡率无变化。

3.人群分布

（1）性别分布：我国女性甲状腺癌发病率普遍高于男性，城市男女发病性别比为 1:3.2，农村男女发病性别比为 1:3.85。在人体各部位发生的肿瘤中，甲状腺部位发生肿瘤的比例，男性仅为 0.98%，而女性高达 3.99%。

2013 年全国肿瘤登记中心数据显示，从 5~9 岁组开始，各个年龄组的女性甲状腺癌发病率均高于男性。城市地区女性甲状腺癌发病率居女性所有恶性肿瘤的第 4 位，农村地区女性甲状腺癌发病率居女性所有恶性肿瘤的第 8 位。

2012 年至 2014 年，北京市女性甲状腺癌发病率在女性恶性肿瘤发病排位由第 4 位上升至第 3 位，而北京市男性甲状腺癌发病率在男性恶性肿瘤发病排位由 10 位以外升至第 8 位。2014 年，浙江省女性甲状腺癌发病率居女性恶性肿瘤发病排位第 1 位，男性为第 6 位。

（2）年龄分布：对天津市 1981 年至 2006 年的年龄别、性别发病率进行趋势分析发现，男性自 40 岁以后发病率随年龄增长呈逐渐增长趋势，至 55~65 岁达到顶峰，以后虽稍有回落但发病率仍随年龄增长呈增加趋势。女性则自 25 岁开始发病率随年龄增长呈快速上升趋势，在 45~55 岁时达到高峰，以后随年龄增长逐渐下降，70 岁组再次升高，从 75 岁以后发病率下降。

2010 年全国肿瘤登记中心数据显示，女性甲状腺癌发病率从 15~19 岁组开始快速上升，女性的发病率高峰年龄组为 45~54 岁，而男性从 15 岁开始呈现缓慢上升趋势，发病率高峰见于 60~64 岁组。各年龄组中，甲状腺癌患者在 25 岁以前很少发生死亡，而后随年龄增长，死亡率逐渐升高。

2013 年中国全人群甲状腺癌发病率高峰年龄组为 50~54 岁组，发病率为 21.1/10 万，其次是 55~59 岁和 45~49 岁组，发病率分别为 18.39/10 万和 17.47/10 万。各年龄组中，甲状腺癌患者在 30 岁以前很少死亡，至

85 岁以上年龄组达到死亡率顶峰（5.30/10 万）。

▬▶ 甲状腺癌的危险因素

甲状腺癌病因目前尚未十分明了，但根据国内外甲状腺癌在地区、性别和种族分布中所呈现的差异可推断一些可能的致病因素。例如，中国肿瘤登记数据和世界性的 GLOBOCAN 数据均显示社会经济发展水平高的地区甲状腺癌发病率处于较高水平，提示环境因素（如饮食）与甲状腺癌发病之间存在关联；由于女性发病率高于男性，雌激素成为重点研究的甲状腺癌病因之一；种族间发病率差异反映遗传因素在甲状腺癌发生中起着一定的作用。

现有研究发现，已经确定了的甲状腺癌危险因素有童年期电离辐射和甲状腺良性疾病史（甲状腺肿、良性甲状腺结节和甲状腺腺瘤）。有报道与甲状腺癌相关但是还不明确的危险因素包括：雌激素及女性生理生育因素、膳食、肥胖、职业暴露、诊断性 X 线暴露等。

▬▶ 生物标志物

甲状腺癌常以无痛性甲状腺结节为主要临床表现。临床上主要通过触诊、彩超、核素显像及细针穿刺细胞学检查（FNA）等方法进行诊断，但上述检查区分结节良恶性的效果有限。因此，探索甲状腺癌的生物标志物，以辅助甲状腺癌的诊断成为本领域的研究热点。2012 版美国甲状腺学会制定的《甲状腺结节和分化型甲状腺癌诊治指南》建议，在甲状腺癌诊断和治疗过程中引入血清学肿瘤标志物检查，有助于早期明确甲状腺癌的类型，帮助医生选择正确的治疗方式。

1.诊断相关的分子标志物

（1）降钙素。2015 年美国甲状腺学会（ATA）《甲状腺髓样癌处理指南（修订版）》推荐血清降钙素（CT）及癌胚抗原（CEA）的联合检测，对甲状腺髓样癌（MTC）早期诊断、治疗监测、判断手术效果和观察肿瘤复发等具有重要意义。对甲状腺结节患者进行血清 CT 筛查有利于早期诊断

MTC。

（2）半乳糖凝集素3。半乳糖凝集素3（Gal-3）参与多种生理和病理过程，包括细胞生长和凋亡、细胞黏附、新血管形成、肿瘤浸润与转移。Gal-3在甲状腺滤泡癌（FTC）和甲状腺乳头状癌（PTC）中高表达，而在甲状腺未分化癌（ATC）或MTC中不表达或弱表达。Gal-3是甲状腺恶性病变尤其是乳头状肿瘤和滤泡性肿瘤的强有力指标；Gal-3可以作为FNA的辅助手段。

（3）间皮瘤抗原-1（HBME-1）。HBME-1在肿瘤血管的形成、生长及转移等方面发挥重要作用。早期，学者发现它也在滤泡起源的甲状腺癌中表达，尤其是PTC。多项研究显示，HBME-1在PTC中呈高表达，是鉴别良恶性病变敏感而准确的标志物，与其他肿瘤标志物联合应用，可有助于PTC的鉴别诊断。

（4）细胞角蛋白19。细胞角蛋白19（CK19）在正常甲状腺滤泡中为局灶性表达，而在PTC中呈弥漫性强阳性表达。由于CK19在一些良性或炎性甲状腺结节中也有表达，所以其单独作为甲状腺癌的肿瘤标志物特异性不高，但其在甲状腺癌细胞中的敏感性较高，联合其他肿瘤标志物检测敏感性及特异性较高，对甲状腺癌的诊断有很大意义。

2.预后相关的分子标志物

血清甲状腺球蛋白（Tg）检测是分化型甲状腺癌（DTC）关键的血清学指标，其在DTC的术前诊断及术后监测中均起到非常重要的作用，术前Tg水平能够作为超声和FNA诊断甲状腺结节的辅助指标，尤其对术前超声及FNA无法明确诊断的滤泡性肿瘤，血清Tg水平具有很大的恶性诊断价值。

除上述生物标志物以外，其他如血管内皮生长因子（VEGF）、端粒酶逆转录酶（hTERT）、β-catenin和组织蛋白酶等相关的分子标志物也值得关注。已经发现的与甲状腺癌相关的分子标志物众多，但目前尚未发现针对甲状腺癌完全特异性的标志物。

▥▶ 基因多态性

肿瘤的发生和演进是一个典型的多因素、多基因、多阶段的复杂过程，是遗传与环境因素相互作用的结果。其中，遗传因素是由不同基因、不同基因多态性的组合效应构成的，为此需要对众多基因的多态性与肿瘤相关性进行分析。目前，单核苷酸多态性(SNP)作为人类基因组最常见的多态性表现形式，不仅可以作为遗传标记，通过连锁分析定位疾病基因，而且有些 SNP 本身就可直接导致疾病的发生。鉴定易感基因，不仅有利于深入了解甲状腺癌的发病机制，也能为甲状腺癌的风险预测、早期预防以及新药的筛选提供理论依据和生物靶标。与甲状腺癌相关的易感基因多态性的研究集中在 DNA 损伤修复基因、代谢酶基因和抑癌基因等。

全基因组关联研究(GWAS)是最近的前沿领域研究方法。其运用高密度生物芯片，对全基因组范围内上百万个 SNP 进行筛检，比较病例和对照之间的频率差异，再通过大样本量的验证，从而获得全基因组范围内与疾病或性状最显著相关的基因或变异位点的研究方法。自 2009 年首篇关于甲状腺癌的 GWAS 报道以来，至今先后涌现出 7 篇关于甲状腺癌的全基因组关联研究，发现了大量新的甲状腺癌易感基因与染色体区域，这一研究策略的实施为人类了解甲状腺癌遗传致病机制做出了贡献。

▥▶ 基因突变

近年来，随着分子生物学研究的不断深入，相关基因与甲状腺癌发生、发展和转归的关系也逐渐成为研究热点，并取得了很大进展。这些研究成果对于更好地理解甲状腺癌的生物学特性、病理诊断、预后推断以及临床治疗都有重要的实用价值。

目前已经确定 BRAF 癌基因、RAS 癌基因、RET/PTC 重排基因和特异性结合域转录因子/过氧物酶体增殖物激活受体融合基因(Pax8/

PPARγ)为编码各种受体酪氨酸激酶的癌基因,这4个不同基因的改变与甲状腺癌的诊断和治疗关系密切,其他包括 p53、HIF-1α、Wnt/β-catenin、microRNA、NF-κB、PI3K 等相关基因与甲状腺癌的关系正在研究当中。

▐▶ 其他(表观遗传学)标志物

表观遗传学是在研究基因的核苷酸序列不发生改变的情况下,基因表达了可遗传的变化的一门遗传学分支学科。表观遗传学具有可遗传性、可逆性和 DNA 序列不变的特征。随着后基因组时代的到来,表观遗传学已成为阐明基因组功能的研究热点之一。表观遗传学研究的主要内容包括 DNA 甲基化作用、非编码 RNA、组蛋白修饰作用等。近年来,关于甲状腺癌的遗传学和表观遗传学研究逐渐增多,基因突变和甲基化改变在甲状腺癌发生、发展的过程中发挥重要作用。

第三章

甲状腺癌的发病原因

到目前为止,甲状腺癌的病因尚不十分明确。甲状腺癌的发生可能是多种环境因素长期暴露的结果，也可能是癌基因或抑癌基因的改变与环境因素交互作用引起的。目前的研究结果认为其发病可能与下列因素有关。

▮▶ 电离辐射

电离辐射是头颈部肿瘤的主要致癌因素。电离辐射在自然界中普遍存在,直接接触高剂量的电离辐射可由于骨髓抑制而致死,而低剂量辐射可随机对人体产生影响，包括增加自身患癌的风险和可遗传的基因缺陷。电离辐射的来源主要包括:恶性肿瘤患者接受放射性治疗、非恶性肿瘤患者接受放射性诊断、职业性或生活环境长期暴露于电离辐射、吸入放射性核素等。虽然电离辐射致癌是"低剂量,低风险"的,但是低剂量辐射致癌的量值和暴露的频次尚难以确定。

电离辐射被认为是甲状腺癌发病的主要致病因素，特别是早年接受电离辐射者。例如,日本长崎、广岛在原子弹爆炸后,甲状腺癌的发病率有所增加;1998 年切尔诺贝利核电站核泄漏事件,使得生活在白俄罗斯和乌克兰的儿童甲状腺癌的发生率是其他地方的 100 倍。成人接受颈部放射治疗后发生甲状腺癌的概率不高。值得注意的是,在婴幼期曾因胸腺肿大或淋巴结样增殖而接受上纵隔或颈部放射治疗的儿童尤易发生甲状腺癌,这是因为儿童和少年的细胞增殖旺盛,放射线是一种附加刺激,易促发其肿瘤的形成。但有统计显示,仅有 9%的甲状腺癌与射线暴露、接触史有关。电离辐射的致癌机制被认为是放射线诱导细胞突变,并促进其生长;或在亚致死量下,杀灭部分甲状腺细胞而致甲状腺激素分泌减少,反馈到脑垂体使促甲状腺激素的产生增加,从而促进具有潜在恶性的甲状腺滤泡上皮细胞增殖癌变。

▮▶ 化学因素

常见的化学致癌物是指能诱发恶性肿瘤形成的有机或无机化学物

质。化学致癌是环境致癌中的最主要因素,主要来自不良的生活习惯和不良的生活环境。

少数化学致癌物可直接与染色体 DNA 作用,通过对 DNA 分子的修饰导致遗传基因突变或表观遗传学改变,从而导致基因表达水平异常,激活癌基因或使抑癌基因失活,从而导致癌变,称为直接致癌物。直接致癌物多为人工合成的有机化合物,包括亚硝胺、内酯、硫酸酯、烯化环氧化物、芥子气、氮芥和活性卤代烃等。

多数化学物质为前致癌物,经体内代谢酶(如细胞色素 P-450)活化成为终致癌物,称为间接致癌物。前致癌物包括天然的前致癌物,如黄曲霉素、环孢菌素、烟草、槟榔、乙醇(酒精)饮品等;也包括人工合成的前致癌物,如多环或杂环芳烃、单环或多环芳香胺、喹啉、硝基呋喃、硝基杂环和烷基肼等。

有些化学物质本身并不致癌,但可显著增加致癌物的致癌作用(如免疫抑制、刺激细胞增殖),称为促癌物。如激素、酚和某些药物等都有促癌作用。

▶ 碘摄入量

碘是人体必需的微量元素,甲状腺是内分泌系统的重要器官,碘是合成甲状腺激素的主要原料,甲状腺细胞摄取碘并合成甲状腺激素四碘甲腺原氨酸(T4,又称甲状腺素)和三碘甲腺原氨酸(T3),甲状腺激素具有促进生长发育、影响能量代谢和营养物质代谢、维持神经系统兴奋的功能。

膳食中碘不足或生理上碘运输缺陷可导致碘缺乏,碘缺乏是引起单纯性甲状腺肿的主要因素,当体内缺碘,而甲状腺功能仍须维持身体正常需要时,垂体前叶促甲状腺激素(TSH)的分泌就增强,促使甲状腺尽可能在低碘状态下从血液中摄取足够的碘,以在单位时间内分泌正常量的甲状腺激素,这种代偿作用主要是通过甲状腺组织增生来完成,因而促使甲状腺肿大。因此,长期的碘缺乏,TSH 水平增高,刺激甲状腺滤泡细胞增生活跃,使甲状腺癌发病率增加。

但最近的研究报道显示,膳食中补充碘过量也可显著增加甲状腺癌发病风险。在我国,自 1996 年实行普遍食盐碘化(USI)政策以来,碘缺乏病(IDD)防治工作取得了显著成效,但是因补碘造成甲状腺相关疾病发病率不断上升的副作用也逐渐为肿瘤学家所重视。随着 USI 政策的广泛开展,我国人群尿碘中位数呈显著升高趋势,2002 年报道的我国居民尿碘中位数为 241.2μg/L,处于 WHO 规定的碘超量摄入水平,碘摄入量增加带来了甲状腺疾病谱和发病率的急剧变化。有研究表明,碘摄入量增加可导致甲状腺乳头状癌的发病率明显上升,尤其是对于沿海地区群众的健康已产生了重大影响。一些海产品中含有过量的碘,尤其是紫菜、海苔、海带和海蜇等,有些孩子经常把海苔当零食吃,沿海地区的居民甚至将这些海藻产品当家常菜,这样就很有可能造成碘摄入过量,导致患甲状腺癌的概率大大增加。

因此,碘的摄入应该适量。在正常情况下,成人每日摄取碘量为 70~100μg,青年为 160~200μg,儿童为 50μg,婴儿为 20μg,而妊娠期和哺乳期的妇女所需摄入的碘量要多。日常的许多食物都含有碘,特别是海产品更是含碘丰富,如碘盐、海盐、海带和海鲜等;某些面包糕点中会加入防腐剂碘酸钾,另外,乳制品和鱼肝油中也含有碘。

碘虽普遍存在于自然界中,但分布不均。碘在海水中的含量约为 50μg/L,而高原、山区土壤中的碘盐被冲洗流失,以致饮水和食物中含碘量不足。碘的补充主要靠含碘海水的蒸发、空气中含碘的微粒随雨水沉降于陆地土壤中,因此,近海地区降雨量较多,含碘量较高,而远离海洋的丘陵地区降雨量少,雨中含碘量也少。所以这些地区的人和动物都会缺碘。由于山区居民食用海产品机会较少,因而更容易造成地方性甲状腺肿的流行。在沿海地区的居民应预防碘摄入过量,而山区居民应预防碘缺乏。

Ⅱ▶ 性别与女性激素

流行病学发现,甲状腺癌发病率存在明显性别差异,女性约为男性的 3 倍;10 岁以前甲状腺癌的发生率与性别没有明显的关系,而此后女性甲状腺癌的发病率明显增加,绝经后发病率开始下降。由于内源性雌激素的分泌在 10 岁左右开始增加,育龄期达高峰,而绝经后分泌减少。因此,雌激素在甲状腺癌发病中的作用越来越受到重视。

肿瘤对激素依赖的基础取决于肿瘤细胞是否含有对该激素特异结合的受体。目前认为,雌激素对甲状腺癌的影响主要是通过其雌激素受体起作用,且国内外大部分学者认为甲状腺癌组织表达雌激素受体,有研究对各种甲状腺疾病组织标本进行了雌激素受体(ER)及孕激素受体(PR)的检测,在正常甲状腺、良性肿瘤以及恶性肿瘤组织中均发现了含量不等的 ER 和 PR,尤以甲状腺乳头状癌组织中 ER 及 PR 阳性率最高,分别为 44% 及 64%。提示甲状腺癌组织对女性激素可能具有较高的反应性,这也为女性激素与甲状腺癌之间的相关性研究提供了新的线索。且有研究显示,相对于健康人群,分化型甲状腺癌的女性患者具有更加频繁的月经紊乱、更多的分娩和自然流产次数、更短的哺乳时间和更高的血清雌激素水平,提示雌激素可能具有促进甲状腺癌细胞增殖的作用。近年也有研究表明,雌激素可促进垂体释放促甲状腺激素而作用于甲状腺,进而影响甲状腺的生长。促甲状腺激素对甲状腺癌的发生起着促进作用,现已证实,在甲状腺及其肿瘤组织中,均可见促甲状腺激素受体的存在。

Ⅱ▶ 癌基因改变

现有分子水平上的研究发现,在甲状腺乳头状癌及其他分化良好的甲状腺癌组织中存在 RAS 和 BRAF 基因突变,另有研究报道,RET/PTC 基因重排出现在分化不良及未分化甲状腺癌中。RET 基因重排、RAS 基因突变及 BRAF 基因突变在 70% 的甲状腺乳头状癌中被发现,但这些突变是相互排斥的,表明在甲状腺乳头状癌中单一致癌性事件导致的信号通路变异足以导致甲状腺乳头状癌的发生。

1.RET 基因

RET 基因定位于 10 号染色体,含 20 个外显子,编码一种单跨膜酪氨酸激酶受体蛋白,也是目前发现的一种相对特异的甲状腺癌基因。目前 RET 基因重排的发现只限于 PTC 中,提示基因的 PTC/RET 重组突变与 PTC 的发生有着某种特定的联系;而 RET 基因突变是 MTC 发病的分子病因学基础。

2.RAS 基因

RAS 基因是一种原癌基因,包括 3 类密切相关的成员,即 H-RAS、K-RAS 及 N-RAS,分别定位于 11、12、1 号染色体,分别含有 7、8、7 个外显子,编码 21KD 的 P21RAS 蛋白。RAS 基因突变使其编码的 P21蛋白的 GTP 酶活性下降,因而影响细胞增殖、分化和凋亡过程;最常见的是点突变。在甲状腺癌中,RAS 基因突变主要发生于甲状腺滤泡癌中。

3.BRAF 基因

BRAF 基因属于 RAF 基因家族,位于 7 号染色体,含 21 个外显子,该基因编码是一种属于丝氨酸/苏氨酸蛋白激酶家族的蛋白质,该蛋白在调节 MAP 激酶/ERK 信号通路时发挥作用,从而影响细胞的分裂、分化和分泌。BRAF 基因突变在 PTC 发生及发展中的作用机制是研究的热点问题,在大约 60% 的甲状腺乳头状癌中会发生 BRAF 基因突变。BRAF V600E 突变是甲状腺乳头状癌预后的重要分子标志物。因此,术前对 BRAF 基因进行检测,有助于最佳手术方案的选择,即使当 PTC 诊断已经明确时,该基因突变也可以为术后复发的临床监测及预后预测提供可靠的参考。目前有研究发现,BRAF 突变的甲状腺癌除侵袭性高、淋巴结转移率及复发率高以外,肿瘤常常碘摄取率低,故放射性碘治疗效果不佳。

4.Pax8/PPARγ 基因重排

Pax8/PPARγ 是甲状腺特异性转录因子 Pax8 和配体应答性核内受

体型转录因子 PPAR 的重组产物。Kroll 等证实,甲状腺滤泡癌的一个亚型中存在 t(2;3)(q13;p25)的基因易位,导致 Pax8 和 PPARγ1 的 A–F 区 DNA 融合。Pax8/PPARγ mRNA 及其蛋白产物在甲状腺滤泡癌的检出率为 62.5%,而滤泡性腺瘤、乳头状癌及结节性甲状腺肿均为阴性。研究证实,Pax8/PPARγ 基因重排是 FTC 发生的一种重要分子机制, 早期检出 Pax8/PPARγ 重排有助于提高 FTC 的诊断效率。

5.TERT 基因

TERT 基因位于第 5 号染色体,包含 16 个外显子,编码端粒酶逆转录酶。该酶在细胞的端粒维护机制中起着重要的作用。TERT 启动子突变可使胞内端粒酶活性增加,端粒不缩短,在细胞的永生和肿瘤化中扮演重要角色。TERT 启动子突变有两处突变位点,分别位于基因转录起始端上游−124(chr5:1,295,228C>T) 及 −146 bp(chr5:1,295,250C>T)处。该突变在具有高侵袭性的 FTC 及 PTC 中更为多见,并与高风险临床病理特点密切相关,常提示预后不良。在甲状腺乳头状癌中,该突变可与 BRAF 突变、RAS 突变等其他原癌基因突变联合出现,且侵袭性较高、预后较差。另有研究认为,TERT 启动子突变与 BRAF 突变均与甲状腺乳头状癌高细胞亚型相关,BRAF 突变不能判断预后, 而 TERT 启动子突变可明确提示预后不良。

6.p53 基因

p53 是一种控制细胞周期启动和细胞凋亡进程的抑癌基因, 定位于 17 号染色体,包含 12 个外显子。P53 蛋白控制着细胞分裂的启动,对细胞周期、DNA 修复以及细胞凋亡起到关键作用。若某个细胞受损,又不能得到修复,则 P53 蛋白将启动凋亡机制,使这个细胞走向凋亡。在 50% 的人类恶性肿瘤中,可发现 p53 基因突变。p53 基因突变常发生于该基因的第 5 至第 8 外显子,包括点突变、微小缺失和插入所致失活。

在甲状腺肿瘤中,p53 基因突变主要出现在低分化或未分化的甲状腺癌中,极少出现在分化良好的甲状腺癌中。有研究显示,如果在肿瘤之中同时包含未分化和高分化甲状腺癌成分, 则 p53 基因突变可在未分化癌成分中检测到。对于甲状腺癌进展最有力的证据是在高分化甲状腺癌成分中 RAS 基因突变阳性或 p53 基因突变阴性,而在邻近的未分化癌成分中则均为阳性结果。在鼠动物模型中,高分化甲状腺癌组织中抑癌基因 p53 的缺失会诱发未分化癌转化。因此, 在甲状腺细胞中 p53 基因突变是肿瘤去分化的重要因素, 可作为鉴别低分化或者未分化甲状腺癌的有效指标,也可以用来评价甲状腺癌的侵袭性。

7.PTEN 基因

PTEN 基因是首次发现的具有磷酸酶活性的抑癌基因, 定位于 10 号染色体,有 10 个外显子。在多种细胞间信号传导中起重要作用,最经典的是对 PI3K-AKT/PKB 信号通路的阻滞, 使细胞周期停止在 G1 期,抑制细胞生长。同时该基因与细胞黏附、迁移等行为有关,其突变主要在第 5、7、8 外显子,细胞失去生长抑制,增殖失控,引发肿瘤。大多数实体肿瘤中如恶性胶质瘤、乳腺癌以及淋巴瘤等存在 PTEN 基因突变,由于该基因为抑癌基因,在甲状腺癌中其表达水平降低。在 ATC 中表达水平比分化较好的甲状腺癌更低。研究表明,甲基化的 PTEN 处于静止状态,表达呈现低水平,与良性甲状腺腺瘤向 ATC 转化有着密切的关系。已经报道 PTEN 基因突变率在 ATC 中为 5%~15%,在 FTC 中为 6%~12%。目前,该基因因具有诊断价值而成为研究热点,利用细针穿刺细胞学检查,在术前可作为诊断甲状腺癌的辅助标志物。

8.PIK3CA 基因

PIK3CA 基因位于第 3 号染色体,包含 23 个外显子,是细胞内 v-p3k 癌基因(逆转录病毒)的同系物,编码 I 类 PI3K 的 p110a 催化亚单位 (PI3K p110a)。PI3K 是 PTEN、PI3K、AKT 信号通路的重要组成部分,该通路在细胞生存、增殖和迁徙的调节过程中扮演重要角色。PIK3CA基因突变多发生在螺旋区(外显子 9)和激酶区(外显子 20)两个热点,其突变可能引起 PI3K 的催化活性增强,刺激下游的 AKT,导致细胞凋亡的减少,引起肿瘤浸润。在甲状腺癌中,RAS、PTEN 和 PIK3CA 基因的突变均会造成 PTEN、PI3K、AKT 信号通路的异常激活,但是三者突变很少同时发生。在 ATC 中,PIK3CA 突变率为 10%~20%, 在 FTC 中为 6%~13%。目前,PIK3CA 也被作为靶向药物治疗的研究热点,口服 PIK3CA 抑制剂作为靶向药物已进入临床试验阶段。

9.EIF1AX 基因

EIF1AX 基因位于 X 染色体,包含 7 个外显子,编码一种翻译起始因子。研究显示,EIF1AX 基因突变多发生于良性甲状腺滤泡腺瘤和 PTC 滤泡亚型中,EIF1AX 基因突变也可能导致良性的甲状腺滤泡腺瘤向 PTC 滤泡亚型进展。此外,在 PTC 和 ATC 中,有 EIF1AX 基因突变合并其他基因(RAS 基因)突变的报道。

10.ALK 基因

ALK 基因位于第 2 号染色体,包含 29 个外显子,编码胰岛素受体超家族的一种受体酪氨酸激酶。ALK 蛋白质含有胞外功能域,该区域有一个与单通道跨膜区相对应的疏水段,另外还含有一个胞内激酶域。该蛋白在大脑的发育过程中扮演着重要角色,并能对神经系统中的特定神经元产生影响。研究发现,下游信号的差异是由于不同的融合蛋白与亚细胞定位和结构的差异,它们却都有相同的 ALK 断点。现已发现大量与 ALK 融合的功能性相关蛋白,其中 EML4-ALK 融合基因最为常见。目前,在甲状腺癌中也有 ALK 基因融合的少量报道。

然而,临床上能够明确上述病因的病例仅占所有甲状腺癌的 70%,仍有部分病例病因不明。甲状腺癌的发生和生长是复杂的生物过程,受不同的癌基因和多种生长因子的影响,这些因子对甲状腺细胞各个阶段生长及分化的调节作用以及各类癌的特异基因仍有待深入研究(表 3-1)。

表 3-1 分化型甲状腺癌中基因突变情况

甲状腺癌类型	基因突变	突变率
甲状腺乳头状癌	BRAF	40%~50%
	RET/PTC	20%~40%
	RAS	15%
	TERT	11%~18%
	EIF1AX	2.3%
	Pax8/PPAR	少见
	ALK 融合	少见
	TP53	少见
	PTEN	少见
甲状腺滤泡癌	RAS	25%~40%
	Pax8/PPAR	10%~66%
	PIK3CA	6%~13%
	PTEN	6%~12%

▐▶ 遗传易感性

甲状腺癌的遗传易感性表现为一个家庭中可发现两个及以上的成员同时患甲状腺癌,这一现象多与遗传基因密切相关,也被称为遗传性甲状腺癌。

甲状腺髓样癌中,遗传性甲状腺髓样癌占 25%~30%,绝大多数的遗传性甲状腺髓样癌由位于 10 号染色体上的 RET 原癌基因的胚系突变引起,因此尽早开展对 RET 基因的检测有助于家庭成员中基因携带者的诊断,并对其进行预防性干预治疗。

甲状腺非髓样癌,包括甲状腺乳头状癌、甲状腺滤泡癌及未分化甲状腺癌。家族性非髓样甲状腺癌（FNMTC）占非髓样甲状腺癌的 5%~10%，可单独发生或以家族性肿瘤综合征的表现之一出现，如 Gardner 综合征(魏纳-加德娜综合征)或 Cowden 病。

在与甲状腺癌相关的家族性肿瘤综合征中，甲状腺癌只是肿瘤综合征的少见临床特征之一。家族性肿瘤综合征有明确的致病基因，如 FAP，其发病由位于染色体 5q21 上的 APC 基因的失活突变引起。Gardner 综合征的致病基因是位于染色体 10q22-23 上的抑癌基因 PTEN。WRN 基因与 Werner 综合征（成人早衰症）的发生相关。Carney 综合征（卡尼综合征）由位于 17q23-24 或 2p16 的 PRKAR1α 突变所致。

目前 FNMTC 的发病机制仍在探索中。随着测序技术的发展，二代测序技术的出现为大规模 FNMTC 样本筛查提供了技术支持。近期利用二代测序技术在已知可能与甲状腺癌相关的基因中筛查 FNMTC 家系遗传易感基因的研究结果发现，其中 8 个 FNMTC 家系中同一家系内患者多携带相同的胚系突变位点，涉及多个抑癌基因和癌基因，如 APC、MSH6、MSH2、BRAF、MEN1、BRCA2 和 GNAS，提示这些突变可能为 FNMTC 家系发生 FNMTC 的遗传易感因素。亦有研究发现，在 FNMTC 患者中存在端粒异常导致的端粒酶活性增强，而端粒缩短、端粒酶活性增强可导致基因组不稳定性和永生化，进而造成 DNA 受损细胞逃避凋亡，增加癌症发生的概率，这可能与 FNMTC 的发病具有相关性。

▮▶ 其他甲状腺疾病与甲状腺癌

一些甲状腺增生性疾病，如腺瘤样甲状腺肿和功能亢进性甲状腺肿，可能会合并甲状腺癌；多年生长的甲状腺腺瘤，偶可发生癌变；桥本甲状腺炎合并甲状腺癌正逐渐成为目前研究的热点。

1.结节性甲状腺肿

结节性甲状腺肿中发生甲状腺癌一向受到重视，是甲状腺癌发病相关的危险因素，甲状腺癌在结节性甲状腺肿中的发生率可高达 4%~17%，但结节性甲状腺肿与甲状腺癌的相互关系也一直存在争议，从良性结节向分化良好癌进展的关系不清。

2.甲状腺增生

甲状腺增生与甲状腺癌的关系尚不明确。有报道发现，先天性增生性甲状腺肿长期得不到适当的治疗,最终可发生甲状腺癌,因而及时发现先天性增生性甲状腺肿,并予以甲状腺激素替代治疗,消除促甲状腺加速增生的长期刺激非常重要。

3.甲状腺腺瘤

多数人认为,甲状腺癌的发生与单发性甲状腺腺瘤相关,如果甲状腺癌继发于甲状腺腺瘤,甲状腺癌的类型应该以滤泡癌为主,但事实是甲状腺乳头状癌占绝大多数,甲状腺滤泡癌的患者常有腺瘤史,但要证实两者之间的关系却相当困难, 即使采用组织学观察也难以证实它们之间的关系。

4.慢性淋巴细胞性甲状腺炎

慢性淋巴细胞性甲状腺炎又称自身免疫性甲状腺炎, 是一种以自身甲状腺组织为抗原的慢性炎症性自身免疫性疾病。因日本九州大学Hashimoto(桥本)首先于1912年在德国医学杂志上报道了4例病例,故而命名为桥本甲状腺炎(HT),本病是临床中最常见的甲状腺炎症。近年来,其发病率迅速增加,有报道认为其已与甲状腺功能亢进症的发病率相近。本病是儿童及青少年甲状腺肿大及获得性甲状腺功能减退症最常见的原因。近年来,在HT中发现甲状腺癌的报道越来越多,发生率为4.3%~24%,差异较大,而且由于HT多不需要手术治疗,实际的发病情况较难估计。一方面,HT与甲状腺癌可以是两种无关联的疾病而同时共存于甲状腺的腺体中;另一方面,局灶性的HT也可能是机体对甲状腺癌的免疫反应。可能是HT导致甲状腺滤泡细胞破坏,甲状腺功能减退,甲状腺激素分泌减少,反馈性引起TSH增高,TSH持续刺激甲状腺滤泡细胞,甲状腺滤泡细胞过度增生而癌变;也可能是TSH作为促进因素,在甲状腺致癌基因过度表达的同时发生癌变。还有人认为,HT与甲状腺癌有着共同的自身免疫异常的背景。

5.甲状腺功能亢进症

由于甲状腺功能亢进症患者的血清TSH呈低水平,既往认为,在甲状腺功能亢进症患者中不会发生甲状腺癌, 或甲状腺癌的发病率在甲状腺功能亢进症患者和普通人群中(0.6%~1.6%)一致。甲状腺癌发生率为 2.5%~9.6%,在甲状腺癌中,甲状腺功能亢进症的发生率可达 3.3%~19%。手术治疗的甲状腺功能亢进症患者或是因甲状腺较大,或是因已存在甲状腺结节,故实际的发病率不清楚,且大多数采用药物治疗,因此应重视甲状腺功能亢进症合并甲状腺癌的临床情况,更应警惕甲状腺癌的存在。

第四章 ◀▌

甲状腺癌的诊断

▌▶ 分化型甲状腺癌的临床诊断

准确诊断是治疗肿瘤成功的先决条件,没有诊断何谈治疗。因此,临床正确而早期的诊断将成为提高包括甲状腺癌在内的恶性肿瘤治愈率的重要先决条件。随着高精尖科学技术在医学领域的应用,目前甲状腺肿瘤尤其是分化型甲状腺癌的诊断由依靠传统临床以及组织病理学诊断为主逐渐过渡到以影像学病理诊断及分子病理诊断为主。

临床诊断包括两个重要组成部分:病史和体格检查,两者缺一不可。甲状腺肿瘤的临床诊断过程是一个收集资料(诊断治疗依据)、科学分析、概括归纳、循证求据的科学逻辑思维和演绎推理过程,而治疗在一定意义上就是医务人员对医学的科学验证。

▌▶ 病史

病史主要包括一般信息、主诉、现病史、既往史、家族史等内容。病史资料采集中与甲状腺肿瘤性疾病相关的要点如下。

(1)一般信息:姓名、性别、年龄、籍贯、出生地、民族和联系方式等。其中与甲状腺肿瘤发病及预后最密切相关的是年龄因素。年龄<20 岁或>70 岁的甲状腺结节患者,甲状腺癌发病率明显较高,且与性别无关。而20~70 岁的患者中,女性甲状腺癌患者多于男性。

(2)主诉:甲状腺肿瘤性疾病多为体检或进行其他检查时偶然发现。此类患者主诉可为"体检发现甲状腺肿物 2 周"等。当患者因甲状腺疾病伴随其他症状而就医时,也可依据患者的主要症状进行描述,如甲状腺癌侵犯喉返神经而引起声音嘶哑者, 主诉可记录为 "声音嘶哑 3 个月"。持续声音嘶哑、吞咽困难、呼吸困难等症状虽也可出现在甲状腺良性肿物的患者中,但甲状腺癌发病率升高。而甲状腺肿物迅速增大往往提示甲状腺良性肿物囊内出血,肿物为囊性。此时多伴有疼痛和局部压迫症状,往往需要数天或数周才能缓解。而甲状腺实性肿物无痛性迅速增大,特别是在口服甲状腺素治疗的情况下增大,则提示肿瘤为恶性可能性大。

（3）现病史：主要记录甲状腺肿瘤性疾病的发生、发展、演变和诊治经过。当甲状腺结节患者出现甲状腺功能亢进（主要表现多为体重减轻、手颤、心慌、多汗、失眠）症状时，多提示肿物为功能性结节，此时甲状腺肿物恶性可能性<1%。若甲状腺肿瘤患者有声音嘶哑或颈部淋巴结增大病史时应考虑肿物有恶性可能。另外需注意的是，若有多年甲状腺肿物病史的患者，近期肿物突然增大并出现呼吸困难或吞咽困难等症状时，应高度怀疑肿物有恶变可能。

（4）既往史：包括患者既往的健康状况和曾经患过的疾病、外伤手术、预防接种、过敏食物和药物等。其中，需要特别关注少儿及青少年时期放射线接触史。具有放射线接触史的儿童甲状腺癌发病率升高。常见情况包括少儿时期通过外照射的方式收缩胸腺，治疗胎记、皮癣或淋巴结核以及青年时期痤疮的放射治疗。同时，少儿时期通过放射性物质植入的方式治疗扁桃体肥大也可增加甲状腺癌的患病率。

（5）家族史：家族遗传性甲状腺乳头状癌占全部甲状腺癌的 5% 左右，此类患者一级亲属中多伴有其他甲状腺肿瘤相关性疾病或综合征，如家族性结肠息肉病（多发性结肠息肉、皮肤表皮样囊肿，腹壁硬纤维瘤）、Gardner 综合征（家族性结肠息肉伴有骨肿瘤）、Cowden 病（皮肤错构瘤，乳腺、结肠、脑和子宫内膜肿瘤）和 Carney 综合征（皮肤和黏膜雀斑，心脏黏液瘤，肾上腺、脑垂体和睾丸肿瘤）。因此，在病史采集中务必详细记录是否有甲状腺癌的家族史或相关综合征的相关资料，以助于临床诊断。

（6）其他需要采集和记录的信息，如婚育史、全身其他组织器官基本情况等。

▮▶ 体格检查

甲状腺肿瘤的诊断，应对详尽的病史采集、甲状腺形态或功能改变所致体征的检查及实验室检验结果等进行综合分析，其中甲状腺本身的检查即体格检查对于全面而正确的诊断尤为重要。对于众多被怀疑有甲状腺肿瘤的患者,全身和甲状腺局部的体格检查都是必不可少的。

甲状腺位于气管前方中部的甲状软骨和胸骨切迹之间,正常为 15~25g,表面光滑,柔软不易触及。检查甲状腺时,最好是患者坐在光线充足而颈部又能做适度伸展的位置,医生需面对患者而坐。最好事先准备一杯饮用水,患者口含水同时做吞咽动作进行体格检查。

首先,医生从患者的前方或两侧观察患者的颈部,注意观察有无陈旧的手术瘢痕,扩张的静脉,皮肤有无发红或深层的组织固定。如果发现有肿块,要注意其部位,另外注意患者在进行吞咽时肿块是否随之活动。因为甲状腺附着且覆盖气管前方的筋膜内,吞咽时随之上下移动是甲状腺的特征,这可与颈部其他肿物进行鉴别。如果甲状腺肿块巨大而占据整个颈部,或甲状腺被癌或 Riedel 甲状腺炎侵袭,甲状腺与邻近组织固定而不能随吞咽活动。医生望诊时应特别注意甲状腺上方皮肤的颜色,有无充血现象;弥漫肿大的甲状腺是否对称,有无突出的结节存在,结节是单一的还是多个的。原则上每个甲状腺肿瘤患者均需行常规喉镜检查,因为良性病变绝大多数不会引起声音嘶哑,但少数也可引起喉返神经麻痹,而且可作为手术前后评估声带活动度变化的依据。尤其要注意的是,在常规查体未发现甲状腺时应考虑异位甲状腺的可能,被检查者在张口时看其舌根部、舌体部有无肿物,其大小、颜色如何,舌体的背部是甲状舌管的起点,有时可见到舌甲状腺。通过患者颈前的甲状腺随吞咽时的活动情况结合触诊时的结果,常可判定甲状腺的肿大程度或有无甲状腺结节或肿瘤的存在。

当怀疑有胸骨后甲状腺肿时,前臂抬举实验有助于诊断。这种操作基于以下理论:假如胸腔入口由于胸骨后甲状腺肿的存在而变小,抬举双臂可因胸腔入口进一步减小而导致面部静脉充血、呼吸窘迫甚至晕厥。

因此,触诊原发灶时应注意以下方面。①甲状腺上方皮肤的温度,局部有无触痛,甲状腺肿物有无波动感,还要注意甲状腺随吞咽时的活动范围。②甲状腺肿物的大小,肿瘤大小一般取其 3 个径的长度,包括肿物的最长径、与其垂直的径及肿瘤的深度。还有肿瘤的外形和边界,良性肿瘤一般形状规则、边界清楚;恶性肿瘤因浸润性生长,大多形状不规则,边界不清。③肿物质地:可分为软、中等、硬三级,通常以面部组织为参照物,口唇为软,鼻尖为中等,额部为硬。恶性肿瘤一般质地较硬,但根据不同病理类型,软硬度亦可表现不一。有些伴有大钙化斑的甲状腺结节质地坚硬。桥本甲状腺肿可表现为硬而韧的质地。④活动度:一般良性肿瘤或早期肿物多活动度良好;甲状腺癌晚期患者,肿物由于侵犯周围组织导致活动差或固定不动。

触诊甲状腺时,患者坐位,医生站在身后,用双手的指尖检查患者颈部。首先确定环状软骨的位置,因为甲状腺峡部的上界正位于其下方。之后,检查者巡视甲状腺的外形,检查两侧腺体下界的下端,此时嘱患者做吞咽动作或咽下口中所含的水。亦可面对面检查,检查者面向患者站立,用拇指确定甲状腺峡部,然后右侧的拇指轻轻按压患者左侧的甲状腺,以同样的方法用左侧拇指检查患者右侧的甲状腺,这种方法有助于检查者了解甲状腺结节情况。这两种方法可联合使用以提高体格检查的完整性。甲状腺腺瘤多为质地中等、表面光滑、边界清楚、有包膜感、活动度良好的实质性肿块。如伴有出血囊性变,则可触及波动感,但临床常见的腺瘤囊变病例多较大且触诊感觉质地偏硬,有时需进行超声检查加以鉴别。部分腺瘤病程较长,可伴有钙化,肿块质地硬,体检时难与甲状腺癌相鉴别。胸骨后甲状腺腺瘤较大时可表现为气管向对侧偏移,有呼吸困难征象,并可有颈前静脉的怒张。

当触及甲状腺肿大时,用钟形听诊器直接放在肿大的甲状腺上,如听到低调的连续性静脉"嗡鸣"音,对诊断甲状腺功能亢进症很有帮助。另外,在弥漫性甲状腺肿伴功能亢进者中还可听到收缩期动脉杂音。

由于分化型甲状腺癌容易出现淋巴结转移,因此在评估甲状腺肿瘤的同时应注意颈部淋巴结的检查。头颈部淋巴结位置比较表浅,与肿瘤的转移关系密切,易于通过触诊获得诊断线索,有时甲状腺癌患者因首先发现颈部淋巴结肿大而就诊，如少数甲状腺乳头状微小癌患者首诊时可疑似为淋巴结肿大。甲状腺癌易出现淋巴结转移，其一般转移最常见的部位为Ⅵ区（颈中央区）淋巴结，其次为同侧Ⅱ、Ⅲ、Ⅳ区淋巴结，Ⅰ、Ⅴ区及跳跃性淋巴结转移现象较少发生。因此，接诊甲状腺肿瘤患者除检查原发灶以外，还需按照头颈部淋巴结检查的顺序发现有无异常的淋巴结，有无淋巴结压迫或邻近结构移位的表现。

颈部淋巴结的检查应在平静、自然的状态下进行，被检查者最好取舒适坐位，暴露颈部和肩部。如被检查者呈卧位，应尽量充分暴露。检查时检查者手法应轻柔，当怀疑被检查者颈椎有疾患时更应注意。检查者与被检查者对面而坐，一般检查左颈时，检查者将左手放于患者头顶，以便根据需要转动头颈部，右侧同理操作。触诊时应注意淋巴结大小及质地情况。正常淋巴结多为椭圆形或长条形（长短径比一般大于2:1），质软，表面光滑，活动度好，无压痛。异常肿大的淋巴结多为圆形或类圆形，长短径比小于2:1，边界不清晰，质韧或硬。颈部淋巴结检查以两个手指沿胸锁乳突肌、下颌骨下和锁骨上做深触诊。要注意检查有无肿大或固定的淋巴结。颈部不对称的肿大硬块，固定的淋巴结常提示恶性肿瘤或转移可能。在检查过程中按下列顺序检查可避免遗漏：耳前→耳后、乳突区→枕骨下区（枕骨粗隆下方）→颌下→颏下→颈部（颈上、中、下）→锁骨上窝。同时，淋巴结检查过程中应注意下列内容，如淋巴结的部位、长短径、数量、质地、是否压痛、活动度、有无红肿等。

甲状腺肿瘤可以和机体其他部位有着复杂的内在联系。全身体格检查对甲状腺肿瘤引发的合并症的诊断是很重要的。检查甲状腺肿物时，必须了解其功能状态及全身表现。曾有一位患者因腹泻两年多就诊，腹部查体阴性，长期治疗无效，最后诊断为甲状腺髓样癌。部分甲状腺髓样癌可因伴发肾上腺肿瘤而出现血压异常变化，甲状腺髓样癌可合并嗜铬细胞瘤、多发神经节瘤，包括舌背或眼结膜下黏膜神经瘤、厚唇、马方征体型和骨骼异常等，因此，对于诊断甲状腺肿瘤，在注重原发灶检查的同时全身检查亦同样重要。所以，对于甲状腺肿瘤患者不能以偏概全,除检查甲状腺及淋巴结外,还应注意患者有无眼睑下垂、瞳孔缩小、眼球内陷以及面部无汗之霍纳综合征的表现;有无胸骨后甲状腺肿压迫导致头面部及上肢瘀血、水肿,同时出现颈部和胸前表浅静脉明显扩张的上腔静脉综合征表现;有无多发神经节瘤、厚唇、马方征体型表现等。另外,甲状腺恶性肿瘤亦可出现全身转移,如肺、肝脏或骨骼转移,只有通过对患者的全身进行细致检查,才能获取更多信息,以提高肿瘤的整体诊断率及病理类型判断的准确率。

▶ X 线检查

X 线检查是甲状腺肿瘤基本诊断方法之一,但颈部各个结构如甲状腺、肌肉、血管、淋巴结之间缺乏自然对比,诊断困难,尤其是肿瘤的早期诊断。

颈部正、侧位 X 线片可观察有无胸骨后扩展、气管受压移位或肿瘤内钙化等。肿瘤中出现钙化:①体积较大且外形完整的致密钙化,多为生长多年的结节性甲状腺肿;②细小或小絮片状,显影较淡的散在钙化,常提示恶性肿瘤。颈部侧位前显示椎前软组织明显增厚时,常为肿瘤向气管后延伸的表现。

胸部及骨骼 X 线片常规胸片可观察有无肺及骨转移。骨转移一般表现为溶骨性破坏,无骨膜反应,可侵犯邻近软组织。

▶ CT 检查

CT 是诊断甲状腺肿瘤并鉴别其良恶性的最常用的影像技术之一,相对简单易行,成像迅速。由于 CT 具有较高分辨率,对甲状腺结节的大小、形态、位置及与周围组织器官的关系显示清晰,可为手术提供重要参考。

CT 检查的意义在于以下几方面。

1.甲状腺结节定性

CT 对甲状腺肿瘤有较可靠的诊断价值,可以显示甲状腺结节数量、大小、形态、内部结构、钙化等,对大多数直径大于1cm的结节可提出良恶性诊断依据,CT对恶性肿瘤诊断准确率较高,可达86%~96%,但良性病变诊断符合率较低,约为70%。CT显示甲状腺结节良恶性特点如下。

(1)病灶的边界是鉴别甲状腺结节良恶性的关键,CT多平面重建结合增强扫描能更清楚地显示病灶边界。肿瘤边界不规则中断提示恶性可能。

(2)钙化形态。细颗粒状和不规则钙化提示恶性可能,大钙化和弧形钙化应考虑良性可能。

(3)肿瘤强化的程度与方式。甲状腺结节在CT平扫时多表现为低密度灶,动态增强扫描对鉴别甲状腺结节良恶性具有重要意义,肿瘤囊变区周围完整的强化环是甲状腺良性肿瘤的判断依据。

2.显示肿瘤侵犯范围

甲状腺含碘量高,其CT值明显高于周围的颈部血管、肌肉等软组织,可明确显示病变范围,显示甲状腺肿瘤对邻近组织器官如肌肉、气管、食管壁、颈血管鞘的侵犯情况,尤其可以显示胸内扩展的病变范围以及与邻近大血管的关系,为制订治疗方案提供可靠依据。通过增强扫描更能反映肿瘤内部的血供情况,同时还能观察肿瘤与颈部血管的关系,是诊断甲状腺癌的重要检查方法。

3.显示是否存在淋巴结转移

尤其是显示超声容易漏诊的颈部中央区淋巴结及超声转移特征不明显的淋巴结。甲状腺癌颈部淋巴结转移率较高,好发部位为颈静脉链周围、气管食管沟及纵隔,但以上部位也是其他恶性肿瘤淋巴结转移的好发部位。当甲状腺有肿物伴颈部有淋巴结肿大时,需排除其他肿瘤来源。甲状腺癌转移性淋巴结特点表现为:

(1)转移性淋巴结相对较小,尤其以中央区更为突出。

(2)转移性淋巴结边缘大多规则,无明显外侵征象,尤以甲状腺乳头状癌更为突出。

(3)转移性淋巴结血供丰富,淋巴结具有吸碘功能,因此可明显强化,强化程度略低于甲状腺组织或与甲状腺组织一致。

(4)转移性淋巴结囊性变,囊壁内存在明显强化的乳头状结节及细颗粒状钙化,这是甲状腺癌颈部转移性淋巴结特异性较高的指征。

4.检测远处转移

CT 骨窗可显示骨细节,发现骨转移。CT 肺窗可发现肺转移。

然而,CT 检查仍有其局限性:对<10mm 的病灶显示不清,容易出现漏诊;对甲状腺良性结节诊断准确率偏低,不可避免地会误诊;对病变周围软组织的细微结构显示不如 MRI 清晰;对伴有甲状腺功能亢进的甲状腺肿瘤患者,因为不能使用含碘的造影剂而不能行增强扫描,病变的定性受到限制。

▐▶ MRI 检查

MRI 是诊断甲状腺肿瘤并鉴别其良恶性常用的影像技术之一。MRI 显示甲状腺结节不完整包膜样低信号影及相邻组织器官受侵常提示恶性可能。MRI 对软组织分辨率高,能准确显示病灶的位置、大小、范围、内部结构,可以清晰地显示正常的甲状腺包膜,能多方位观察肿瘤与相邻甲状腺包膜的关系,能清晰显示与气管、食管、大血管的关系,对诊断甲状腺癌具有高度敏感性;MRI 扫描范围广,可以发现异位甲状腺内结节;相对于 CT,MRI 能更好地显示微小病灶,减少漏诊;能多方位成像,更易于发现转移的淋巴结;增强造影剂不含碘,甲状腺功能亢进的患者检查不受限制;无辐射副作用。但 MRI 对钙化不敏感,而微钙化是甲状腺癌重要的特征表现。另外,MRI 检查费用较高,限制了其临床应用。

▐▶ 超声检查

超声检查是诊断甲状腺肿瘤首选的影像学检查方法,具有简便、经济、无放射性和无创等优势。超声检查方法包括传统超声(二维灰阶超声、彩色多普勒)、超声造影、超微血管成像(SMI)、三维超声、弹性成像等超声成像技术,传统超声是最基本的超声成像技术,其他新技术是传统超声的补充。甲状腺肿瘤超声诊断要以传统超声为基础,相互结合,综合判断。

超声检查的意义如下。

1.甲状腺结节的定量、定位、定性

明确甲状腺结节的数目、大小、位置、形态、边界、包膜、内部结构、回声水平、钙化、血流、与周围组织的关系等声像图特征,综合分析、评估甲状腺结节恶性的风险。

为了更好地评估甲状腺结节,国外研究者吸取乳腺影像报告和数据系统的成功经验,提出了甲状腺影像报告和数据系统(TI-RADS),天津市肿瘤医院超声诊疗科在此基础上提出改良 TI-RADS 分类:总结甲状腺恶性结节 6 个主要超声特征,包括实性低回声或极低回声、边界不清、纵横比≥1、微小钙化和结节内部丰富且杂乱血流信号,详见表4-1。

表 4-1　改良 TI-RADS 分类标准简介

分级		解释
0 级		影像学评估不完全,需要进一步评估
1 级		阴性发现
2 级		良性发现
3 级		良性发现(恶性可能在 5%以下)
4 级	4a	低度可疑恶性(恶性可能为 5%~45%)
	4b	中度可疑恶性(恶性可能为 45%~75%)
	4c	高度可疑恶性(恶性可能为 75%~95%)
5 级		典型恶性征象(恶性可能在 95%以上)
6 级		已行活检证实的恶性肿瘤

将改良 TI-RADS 应用于甲状腺结节超声诊断中,规范统一超声报告,评估甲状腺结节恶性风险,提高甲状腺结节术前诊断、术前分期及预后评价的准确性,对临床诊断及治疗均有重要的指导价值。

2.评估颈部转移性淋巴结情况

甲状腺癌最常见的转移途径是颈部淋巴结转移,有文献报道,甲状腺癌颈部淋巴结转移率为 50%~70%,甲状腺癌颈部转移性淋巴结的术前探测对临床分期、手术方式的选择及术后复发评估均具有重要意义,因此,对可疑恶性的甲状腺肿瘤患者应常规仔细扫查颈部淋巴结。

超声检查对颈部淋巴结是否存在转移具有较高的准确性。超声检查可以对颈部淋巴结进行较为准确的定性和定位。

甲状腺癌颈部淋巴结转移超声表现包括:①淋巴结增大,形态饱满,成融合状;②皮髓质分界不清,淋巴门结构显示不清;③内部高回声区;④实性成分内小钙化;⑤内部不规则液性区;⑥血流信号丰富等。甲状腺癌颈部淋巴结转移的诊断需要多个指标综合判断。

3.术后随访

甲状腺超声是甲状腺术后随访的首选方法之一。术后定期超声检查可以观察甲状腺术区、术后甲状腺残叶、术后瘢痕,及时发现复发及再发和颈部淋巴结变化。

▮▶ 血清标志物检测

甲状腺癌血清标志物包括甲状腺球蛋白(Tg)、血清降钙素(CT)与癌胚抗原(CEA)等,目前,其检测方法多采用放射免疫学检测方法。

Tg 是分化型甲状腺癌血清检测标志物,CT 是甲状腺髓样癌血清检测标志物,CEA 与部分甲状腺髓样癌诊断及临床进展存在相关性。

Tg 是甲状腺滤泡上皮细胞合成的特异性蛋白,任何使甲状腺活性增加的疾病,如地方性甲状腺肿、结节性甲状腺肿、Graves 病、亚急性甲状腺炎、甲状腺腺瘤以及甲状腺癌等,均可测得血清 Tg 值升高。因此,血清 Tg 不能作为特异性的肿瘤标志物用于鉴别甲状腺肿瘤的良恶性,但术前血清 Tg 高水平可预测其在术后检测中具有更好的敏感度,术前 Tg 可作为甲状腺癌初始临床状态评估的指标,应作为术前常规检测。全甲状腺切除术后,或已接受 131I 清甲治疗的甲状腺癌患者,其水平高低与患者体内瘤负荷呈正相关,若血清 Tg 升高,则表明体内有癌复发或转移,因此,血清 Tg 可以作为较具特异性的肿瘤标志物用于术后监测诊断。患者甲状腺切除后,因仍有甲状腺组织残留,检测血清 Tg 值仅能作为参考,不如无甲状腺组织残留者诊断效果更为确切。

CT 由甲状腺 C 细胞合成分泌,CT 升高见于甲状腺 C 细胞良性增生和甲状腺髓样癌,CT 水平与甲状腺髓样癌负荷呈正相关。CT 高水平,可预示颈部淋巴结转移及远处转移风险增大, 有研究显示, 血清 Ctn>20pg/mL 时, 淋巴结转移风险增加, 血清 CT>500pg/mL 时, 远处转移可能性增加。已行全甲状腺切除的髓样癌患者,CT 水平升高,提示可能存在复发和转移, 应辅以颈部超声检测及其他影像学检测方法以早期发现病灶。CT 水平检测用于辅助甲状腺髓样癌诊断、治疗及术后随访。但应注意少量甲状腺髓样癌患者 CT 并未明显升高。如临床可疑甲状腺髓样癌,应同时检测 CT 和 CEA。

▉▶ 细针穿刺细胞学检查

细针穿刺细胞学检查(FNA)是初步诊断甲状腺结节良恶性的最可靠方法,其能够提供病理学诊断结果,有助于为临床医生制订合理的治疗方案,见表 4-2,在临床中已广泛应用。对临床体检不可触及的甲状腺结节实行超声引导下 FNA,安全性更好,诊断准确率更高。

表 4-2 FNA 诊断结果分析及临床处理原则

FNA 诊断结果	恶性风险	处理原则
无法诊断或结果不满意	1%~4%	重复穿刺
良性肿瘤	0~3%	随访
意义不明确的非典型肿瘤病变及滤泡病变	5%~15%	重复穿刺
滤泡性肿瘤、怀疑滤泡性肿瘤	15%~30%	建议手术
可疑恶性肿瘤	60%~75%	建议手术
恶性肿瘤	97%~99%	建议手术

1.FNA 适应证

甲状腺结节 FNA 适应证如下。

(1)高危人群,5~9mm 结节并具有恶性超声征象者。

(2)直径>1cm 的结节,具有微小钙化。

(3)直径>1cm 的实性低回声结节。

(4)直径为 1~1.5cm 的等回声或高回声实性结节。

(5)直径为 1.5~2.0cm 的实性或囊实性结节,具有可疑恶性超声特征者。

(6)弥漫性甲状腺疾病。

(7)甲状腺外科手术后新发病灶。

2015 年版《ATA 甲状腺结节诊治指南》指出,最大径<1cm 的甲状腺结节不推荐常规行 FNA。但如果存在下述情况, 可考虑行超声引导下FNA:①超声提示结节或颈部淋巴结有恶性征象;②儿童期有颈部放射线照射史或辐射污染接触史;③有甲状腺癌或甲状腺癌综合征的病史或家族史;④^{18}F-FDG PET 显像阳性;⑤伴血清 Ctn 水平异常升高。

很多研究显示,甲状腺结节大小对于 FNA 病理结果无明显影响,但对最大径<5mm 结节不建议行 FNA。

简而言之,FNA 主要适用于≥5mm、改良 TI-RADS 3 级及 4a 级结节。

2.FNA 术前准备工作

(1)血常规和凝血功能检查。

(2)常规问诊和体格检查,排除妊娠和其他不能耐受 FNA 的疾病等。

3.FNA 禁忌证

绝对禁忌:①患者不合作;②原因不明的出血病史;③严重高血压[收缩压>180mmHg(1mmHg=0.133kPa)]者;④出血倾向(凝血酶原时间比正常对照值延长 3~5s,血小板计数小于 5000/mm³,出血时间≥10min)。

相对禁忌:①结节内部可见多发强回声粗大钙化灶,且钙化灶位于结节周边,无法进针者;②局部皮肤感染者;③甲状腺或肿瘤组织血流异常丰富。

此外,FNA 也可用于甲状腺癌颈部转移性淋巴结的诊断,对于超声、CT、MRI 等影像学方法不能确诊的可疑转移性淋巴结,可采用超声引导下 FNA 联合洗脱液 Tg 值测定辅助诊断。

但 FNA 仍具有局限性,难以鉴别甲状腺滤泡癌、滤泡性腺瘤和嗜酸性肿物;其成功率容易受诸多因素影响,如操作者经验、吸取细胞数量多少、细胞涂片质量、甲状腺结节自身因素(结节周边粗大钙化或结节硬组织、结节太小、最大径<5mm,结节局部恶变未能吸取恶变细胞等)。作为一种有创检查,FNA 可能会发生一些并发症,如皮下、包膜下出血或甲状腺内出血,局部不适及疼痛,气管损伤,针道转移等。由穿刺引起甲状腺癌沿穿刺道的种植转移极少见,因此大多数专家并不认为这是个值得考虑的问题。

综上所述,各种影像检查方法为甲状腺结节良恶性鉴别提供了很多选择,由于其成像原理不同,均有自身的优势,又有一定的局限性,合理选择检查方法对甲状腺疾病的诊断与治疗具有重要意义。如超声检查对甲状腺结节定位、大小评估及良恶性鉴别优于其他检查方法,可以发现小于 2mm 的结节;CT 和 MRI 对周围组织器官的侵犯范围及颈部淋巴结的转移检测比超声具有较高的敏感性;FNA 可以提供明确的病理诊断;甲状腺癌血清标志物检测可预测肿瘤负荷,指导甲状腺癌诊断、治疗及术后随访。

▐▶ 分化型甲状腺癌的病理特点

甲状腺由左右两个侧叶和峡叶构成,其大小和形状变异较多。成人正常甲状腺组织重 15~40g,是人体最大的内分泌腺体。组织学上,由含类胶质的滤泡构成,正常甲状腺上皮细胞为圆形、深染的立方上皮。滤泡上皮能够合成制造激素并分泌入血,作用到机体的不同组织和细胞,在机体代谢调节中起重要作用。分化型甲状腺癌细胞来源于甲状腺上皮细胞,根据其细胞形态特点，可将其分为甲状腺乳头状癌及甲状腺滤泡癌两种类型，两者临床病理特点存在较大差异（表4-3）。

表4-3　分化型甲状腺癌的临床病理特点

	乳头状癌	滤泡癌
发生率	较常见（占全部甲状腺癌的80%）	较少见（约占全部甲状腺癌的10%）
性别	女多于男	女多于男
病理学诊断依据	典型的核特征（毛玻璃样核），浸润不是诊断的必要条件	滤泡性肿瘤必须有血管和（或）包膜浸润，缺乏乳头状癌核特征
扩散方式	以淋巴转移为主	以血行转移为主
分子发病机制	BRAF突变、RET融合	RAS突变，Pax8-PPARγ基因融合
预后	较好	较差

▦▶ 甲状腺乳头状癌

乳头状癌被定义为一种"显示向滤泡细胞分化的证据并具有独特细胞核特征的恶性上皮性肿瘤"。核的特征是诊断乳头状癌的关键。肉眼观测甲状腺乳头状癌常呈浸润性生长，边界不清。质硬，灰白色，呈颗粒状，切面可有沙砾感，常呈多灶性病变。少数情况下肿瘤边界清，有包膜。显微镜下观测乳头状癌的细胞核通常较大，呈卵圆形，磨玻璃样，并含有明显的小核仁。50%的病例会出现层状钙化结构，形似年轮，称沙粒体，其出现即可确定乳头状癌的诊断。根据肿瘤大小、有无包膜或其他病理特点，甲状腺乳头状癌可分为多种亚型。除微小乳头状癌根据肿瘤大小定义外，甲状腺乳头状癌其余亚型均为单独病理亚型。与经典亚型相比，所有亚型可大致分为高危亚型以及低危亚型：高危常见亚型包括实体亚型、高细胞亚型、弥漫硬化型、柱状细胞型等；而低危常见亚型则包括甲状腺微小乳头状癌、滤泡亚型、Warthin瘤样亚型、嗜酸性细胞亚型和透明细胞亚型。

1.甲状腺微小乳头状癌（PTMC）

甲状腺微小乳头状癌的定义是肿瘤直径≤10mm的甲状腺乳头状

癌,过去也被称为隐匿性、潜伏性、小乳头状癌。近年来,随着高频超声及病理诊断技术的发展与提高,发病率急剧升高。PTMC 通常发生在甲状腺包膜附近而自身一般没有包膜。它没有独特的形态学特征,在较大乳头状癌中可以观察到的生长方式和细胞学特征在微小癌中都可以观察到。PTMC 的基因检测可检测到 RET 重排和 BRAF 突变,而近些年的 Meta 分析报道,BRAF 突变的发生率为 47.48%。大部分 PTMC 是一种临床惰性疾病,患者预后良好,过于广泛的手术范围将增加患者出现手术并发症的可能性,但 PTMC 确实存在复发、转移的风险,威胁患者的生命健康。因此,如何从侵袭性低、预后良好的 PTMC 病例中甄别出侵袭性较高的病例,成为制订 PTMC 个体化治疗方案的关键。2016 年,中国抗癌协会甲状腺癌专业委员会(CATO)就目前 PTMC 的诊治现状制定了 2016 版中国《甲状腺微小乳头状癌诊断与治疗专家共识》。该指南内容涵盖外科、病理、影像、内分泌、核医学等专业领域,对近年来 PTMC 领域的最新临床研究成果和国内的实际情况进行了总结。该指南指出,PTMC 治疗应根据其危险分层制订个体化手术治疗方案,维持肿瘤复发风险与发生手术并发症风险之间的平衡,为中国乃至世界 PTMC 的诊疗提供重要依据。

2.滤泡亚型

滤泡亚型也是一种常见的亚型,占乳头状癌的 20%~30%,而且呈现增长趋势。滤泡亚型完全或者几乎完全由一群具有乳头状癌细胞核特征的细胞连接成的滤泡状结构组成,而分化良好的乳头状结构不会在乳头状甲状腺癌滤泡亚型中出现。滤泡亚型一般是局限的或者具有包膜的肿瘤,由于具有包膜和滤泡结构,滤泡亚型经常会被误认为是滤泡性腺瘤或者滤泡癌。虽然乳头状癌滤泡亚型以其特有的乳头状核与滤泡性腺瘤(癌)相区别,但还是可能被误认为是滤泡性腺瘤或滤泡性癌。滤泡亚型核的特征往往与经典 PTC 相比并不明显,是否诊断其具有乳头状癌核特征缺乏共识,滤泡亚型的鉴别诊断成为实体瘤外科病理学中最具争议的问题之一。当滤泡亚型没有包膜包裹并浸润到甲状腺周围软组织时,这种情况通常可以诊断为癌。但是,在非浸润性的、具有包膜的滤泡亚型的诊断中,差异十分明显。滤泡亚型的 PTC 通常有不规则形状的滤泡,有时含有厚厚的嗜酸性胶体呈扇形聚集在滤泡的外周,类似于 Graves 病。在滤泡内可观察到巨噬细胞衍生的多核巨细胞。

当滤泡亚型难以诊断时,HBME-1、半乳凝素-3、CITED1 和 CK19 的免疫组化染色结果可能有助于诊断。HBME-1 阳性伴随钉状和(或)膜状结构提示恶性,但染色阴性不排除滤泡亚型。CK19 染色有助于诊断, 但是由于它可以出现在良性病变中, 因而缺乏特异性。膜状的 HBME-1、膜状的 CK19 和(或)核半乳凝素-3 染色对滤泡性病变的淋巴结转移的风险增加有提示作用。从分子病理学的角度来看,滤泡亚型与经典的乳头状癌（BRAFV600E 突变、RAS 高突变频率、Pax8/PPARγ 重排)和滤泡癌的某些分子特征有一定的遗传差异,对于包膜内的或高度局限的滤泡亚型来说更是如此。过去,人们认为具有典型乳头状癌核特征的肿瘤在临床上表现为传统的乳头状癌特征。然而, 随着研究的深入,研究者发现,部分滤泡亚型并不是这样。浸润(包膜外)的滤泡亚型有淋巴结转移的潜能,这种亚型除了通常与乳头状癌相似的转移模式外,还有罕见的颈外转移。

包膜内滤泡亚型是指具有完整包膜包裹的一类滤泡亚型。在无浸润的情况下,包膜内的滤泡亚型是惰性的。据此,2017 年美国甲状腺癌协会(ATA)推荐将非侵袭性的包膜内滤泡亚型乳头状癌(eFVPTC)更名为非侵袭性具有乳头状癌核特征的甲状腺滤泡性肿瘤(NIFTP),以期减轻患者的心理负担,避免过度治疗。

3.嗜酸性细胞亚型

嗜酸性细胞亚型占所有甲状腺乳头状癌的 1%~11%。具有嗜酸性细胞特征的细胞在恶性、良性肿瘤和非肿瘤环境中的甲状腺中均可出现。嗜酸性细胞的出现是由于细胞质中线粒体数量增加,线粒体功能缺乏,导致细胞器增殖。该亚型具有乳头状癌经典核特征,细胞质呈嗜酸性,周围可能还有包膜包裹。因为嗜酸性细胞亚型可能会出现乳头状或者滤泡状结构,乳头状结构不能单独用来作为诊断恶性肿瘤的标准,而细胞核特征则可以用来鉴别此亚型和其他甲状腺肿瘤。如果忽略了特殊的核特征,该亚型很容易与滤泡腺瘤或者滤泡癌混淆,造成误诊。在该亚型患者中,有慢性淋巴细胞性甲状腺炎发病背景的患者约占病例的 50%,因此认为,甲状腺炎与此亚型发病机制密切相关。嗜酸性细胞亚型常出现 BRAF 突变和 RET/PTC 重排,而线粒体基因的突变与嗜酸瘤细胞亚型的形态学相关。虽然有一些文献报道了嗜酸瘤细胞亚型具有侵袭性,但有学者认为,这可能与部分嗜酸瘤细胞亚型包含高细胞亚型相关。

4.Warthin 瘤样亚型

Warthin 瘤样亚型的主要特征是乳头轴心伴有大量淋巴浆细胞浸润,病理学特点与唾液腺组织的 Warthin 瘤相似。Warthin 瘤样亚型一般发生在各个年龄段的女性人群中,常见年龄为 39~64 岁。此型发生与甲状腺炎有关,主要发生部位是剩余的甲状腺组织。除了基质淋巴结浸润外,Warthin 瘤样亚型的细胞学特征让人联想起高细胞亚型和柱状细胞亚型,而后者有侵袭性更强的临床行为。

5.透明细胞亚型

透明细胞亚型主要以存在具有典型乳头状细胞核的透明细胞为特征。在一些病例中,透明细胞亚型可能与嗜酸瘤细胞亚型相关。诊断透明细胞亚型应与转移的肾透明细胞癌、甲状旁腺肿瘤、透明细胞髓样癌和其他透明细胞肿瘤相鉴别,TTF1、甲状腺球蛋白和其他相关标记可辅助诊断。这种亚型的临床行为与经典的 PTC 相似。

6.弥漫硬化亚型

弥漫硬化亚型极为罕见,仅占全部乳头状癌的 0.7%~6.6%,好发于儿童及青少年。

7.包膜内亚型

包膜内亚型是指完全由纤维包膜包裹的乳头状癌。此型占乳头状癌的 4%~14%。与经典型乳头状癌相比,患者较年轻,淋巴结转移率低,预后较好。

8.大滤泡亚型

大滤泡亚型临床表现以结节为主。镜下可见50%的结构为大于200~250μm的大型滤泡。不是所有大滤泡亚型细胞排列都是典型的乳头状癌。大滤泡亚型的淋巴结和远处转移的发生率分别为20%和6%，而且肿瘤细胞在淋巴结转移中始终维持大滤泡的形态。

9.弥漫滤泡亚型

弥漫滤泡亚型极为罕见，该亚型多发生于年轻女性的一侧或双侧甲状腺叶，多发病灶较为常见。其中一些多发结节侵犯甲状腺被膜外，且肉眼可见。镜下观察到结节由滤泡组织构成，可表现为囊性或浸润性生长。该亚型更易出现血管浸润和甲状腺外浸润，淋巴结和远处转移也很常见，因此，被认为是更具侵袭性的一类亚型。

10.实体亚型

实体亚型是指50%以上实体生长方式的乳头状癌。实体亚型约占所有乳头状癌的3%，在儿童中更为常见，尤其是暴露于电离辐射的儿童。这一亚型的特征为具有浸润性边界，并且主要由具有典型乳头状癌肿瘤细胞核特征的肿瘤细胞岛构成，可能还会有模糊的乳头状结构和（或）部分滤泡状结构。

11.高细胞亚型

高细胞亚型的特点是"高"细胞占优势。世界卫生组织描述它是一种乳头状癌的亚型，主要由高度至少为其宽度3倍的细胞组成。在大多数研究中，这种亚型主要出现在年龄较大的人群中，在儿童和年轻患者中极为罕见。

高细胞具有典型的乳头状癌核特征和丰富的嗜酸性细胞质，这可能是由于线粒体增多所致。高细胞亚型常显示CD15、上皮膜抗原和乳头状癌侵袭相关的标志物强阳性，BRAF突变在这种亚型中很常见。高细胞亚型被认为比传统的乳头状癌具有更高的肿瘤侵袭性，更大的甲状腺外侵犯的可能性，更高的复发率和死亡率。

12.柱状细胞亚型

柱状细胞亚型极为罕见(约占 PTC 的0.2%),一般患病年龄较大,且有 1/3 的患者存在 BRAF 突变(V600E)。

13.筛状-桑葚样亚型

筛状-桑葚样亚型以明显的筛状结构为特征,滤泡、乳头和小梁常混合存在。此型诊断的意义是提示临床医生警惕甲状腺乳头状癌发生与 FAP 的相关性。

14.微乳头亚型

微乳头亚型极为罕见,发生率仅为PTC的2%,患者的平均年龄为65 岁。死亡率高于经典的 PTC 患者。

15.伴丰富结节性筋膜炎样间质的亚型

伴丰富结节性筋膜炎样间质的亚型较为罕见。此亚型存在 BRAF 突变,临床特征与经典 PTC 相似。

▋▶ 甲状腺滤泡癌

甲状腺滤泡癌是指显示滤泡细胞分化但缺乏乳头状癌诊断特征的甲状腺恶性上皮肿瘤。与乳头状癌相反,滤泡癌主要的播散方式是血行(易累及骨和肺)而非淋巴道转移。转移及存活概率很大程度上取决于局部病变的范围,对滤泡癌来讲判定局部病变的范围十分重要。按照局部病变情况,甲状腺滤泡癌可分为两大类,根据包膜和周围血管的浸润情况,甲状腺滤泡癌可分为微小浸润和广泛浸润。微小浸润型滤泡癌是指滤泡癌具有纤维包膜,组织学检查可见微小浸润。微小浸润型滤泡癌又可分为仅包膜浸润、有限的血管浸润和广泛的血管浸润3种。仅包膜浸润是指仅存在包膜浸润,而无血管浸润,此种类型局部复发率、区域淋巴结转移率和远处转移率皆为零,预后较好,疾病相关死亡率接近零,因此,治疗方式首选腺叶切除治疗。有限的血管浸润是指血管浸润处少于4个,伴或不伴包膜浸润,此种类型局部复发、区域淋巴结转移和远处转移皆罕见,预后较好,治疗方式首选腺叶切除或甲状腺次全切除。

广泛的血管浸润是指血管浸润超过4个,此类型预后稍差,治疗方式首选全甲状腺切除+^{131}I治疗。广泛浸润是指滤泡癌伴邻近甲状腺和(或)血管的广泛浸润。患此类滤泡癌的患者年龄较大,常见区域淋巴结转移和远处转移,预后差,治疗方式首选全甲状腺切除+^{131}I治疗。此外,根据其他病理特点及生物学行为,部分滤泡癌还可分成其他亚型。常见亚型包括玻璃样变亚型、印戒细胞亚型、黏液亚型、透明细胞滤泡亚型等,这些亚型因并不常见且多数亚型与预后无关,所以临床使用较少,多为科研使用。

■▶ 甲状腺癌分子诊断的意义

甲状腺癌的分子标志与其诊断、侵袭性和预后都有着密切的相关性,有些还是晚期甲状腺癌的治疗靶点。因此,对诊断不明确的FNA样本进行分子标志物检测,可以提高诊断准确率,从而避免不必要的手术或手术并发症;也可以协助提供预后和复发风险分层信息,优化患者的治疗、观察和随访方案;还可用于检测晚期患者的治疗靶点,并预测疗效及预后,指导进行分子靶向治疗。

1.辅助诊断

甲状腺结节是一种常见疾病,评估要点是良恶性的鉴别。目前仍以超声诊断为主,但是有部分甲状腺结节不能依靠常规方法明确诊断,而是在超声引导下,在细针穿刺细胞学检查(US-FNA)的基础上辅以分子诊断可提高恶性结节的检出率,为临床提供重要的诊断依据。

通过对US-FNA不能明确诊断的甲状腺结节标本进行分子标志物检测,可使最终诊断结果的假阳性率减少50%。在甲状腺乳头状癌中最常见的基因突变是BRAF基因突变,可在40%~70%的经典甲状腺乳头状癌中检测到,而其中90%以上BRAF突变为BRAF V600E。BRAF基因突变对甲状腺乳头状癌的诊断具有很高的特异性,但灵敏度较低,所以针对单一基因的突变检测对诊断的帮助有限,因此,近年来提出多种基因同时检测可相互辅助诊断。有一项研究显示,在甲状腺癌中突变率较高的12个基因中，利用二代测序技术检测145例甲状腺癌组织和83例甲状腺良性病变组织中这些基因的突变情况，结果显示，这种高效的基因检测方法不仅可以鉴别甲状腺结节的良恶性，而且根据突变基因的不同还可以判断甲状腺癌的病理亚型。这种方法进一步提高了对FNA不能做出明确诊断的甲状腺结节进行分子诊断的灵敏度。

2.危险分层和预后判断

相对于肺癌、乳腺癌等恶性肿瘤，甲状腺癌的5年生存率较高，部分甲状腺癌（主要为PTC）可以保持长期惰性，但值得注意的是，有一部分甲状腺癌，在发病的早期（肿瘤较小时），即出现明显的淋巴结转移、局部侵犯，甚至是远处转移，而这些高侵袭性的特征直接影响着患者的预后和生存期。目前，随着甲状腺癌分子诊断研究的深入，有越来越多的报道和研究显示，甲状腺癌中的基因突变与甲状腺癌的侵袭性有着密切的相关性。如BRAF基因突变是促使PTC形成与进展的重要分子改变，BRAF V600E基因检测联合细针穿刺细胞学检查不仅能有效鉴别甲状腺结节的良恶性，辅助PTC的诊断，而且根据BRAF V600E突变与PTC临床病理特征的相关性，如甲状腺外浸润、淋巴结转移、肿瘤分期等，将有助于指导患者选择治疗方案和评估预后。在PTC中，TERT基因突变率仅为11%~18%，但是研究显示，TERT基因突变与PTC死亡风险有显著的相关性，是预后不良的重要指标之一。RET基因点突变是MTC发病的分子病因学基础，95%的遗传性甲状腺髓样癌由RET原癌基因的胚系突变引起，50%散发性甲状腺髓样癌体细胞中存在RET基因的突变。RET基因的突变位点不仅与疾病表型密切相关，而且还与MTC的侵袭性相关。

2015年关于分化型甲状腺癌的《ATA指南》明确将BRAF和TERT基因突变状态作为复发风险分层的危险因素。研究显示，TERT、TP53等基因突变在PTC中虽然少见，但是携带相关突变的PTC却有着较高的侵袭性，是预后不良的重要指征（表4-4）。甲状腺髓样癌修订版《ATA指南》对RET基因突变与MTC的风险分级进行了修改（表4-5）。对于具有

表 4-4 甲状腺乳头状癌基因突变风险分级

风险分级	基因突变
低危	RET/PTC
	RAS
	PTEN
	BRAF K601E
	Pax8/PPARγ
中危	ALK 融合
	NTRK1 融合
	NTRK3 融合
	BRAF V600E
高危	多个驱动基因突变
	TP53
	TERT

表 4-5 甲状腺髓样癌 RET 基因突变风险分级

RET 基因突变	外显子	MTC 风险
G533C	8	中危
C609F/G/R/S/Y	10	中危
RET 基因突变	外显子	MTC 风险
C611F/G/S/Y/W	10	中危
C618F/R/S	10	中危
C620F/R/S	10	中危
C630R/Y	11	中危
D631Y	11	中危
K666E	11	中危
E768D	13	中危
L790F	13	中危
V804L	14	中危
V804M	14	中危
S891A	15	中危
R912P	16	中危
C634F/G/R/S/W/Y	11	高危
A883F	15	高危
M918T	16	极高危

高风险突变的甲状腺癌，应该采取更加积极的治疗和密切的随访。因此，了解甲状腺癌的基因突变情况，有助于制订个体化治疗方案，为患者预后的评估和判断提供重要依据。

3.遗传风险预测

研究表明，部分甲状腺癌具有家族遗传倾向，通过临床和病理学特征难以鉴别散发性甲状腺癌和遗传性甲状腺癌，但是遗传性甲状腺癌与同类别的散发性甲状腺癌相比，具有更高的侵袭性。患者发病年龄早，多灶，双侧发病比例高，局部浸润、淋巴结转移及腺内进展出现早，并且遗传性甲状腺癌患者的复发率高、无病生存期短。此外，遗传性甲状腺癌家系中的子代患者可能会出现"遗传早现"现象，子代患者发病年龄提前，甚至甲状腺癌表现出更高的侵袭性。

通过分子诊断技术检测与甲状腺癌遗传易感性相关的基因变异情况，有助于评估甲状腺癌的遗传风险，对疾病进行准确的危险分层，制订合理的治疗与随访方案。

▌▶ 甲状腺癌分子诊断的适宜人群

（1）对于甲状腺结节患者，传统的检测方法不能明确其良恶性。

（2）确诊为甲状腺癌的患者，需要根据基因变异情况制订治疗和随访方案，实现精确分型，准确预测预后。

（3）有家族史的甲状腺癌患者及其家属，需进行甲状腺癌遗传易感基因检测以评估是否携带已知的可增加患病风险的遗传因子，用于指导疾病的早期预防。

（4）其他人群需进行体检式筛查。

▌▶ 甲状腺癌分子诊断的常用检测方法

1.聚合酶链反应（PCR）技术

PCR技术是重要的分子生物学技术，对现代分子生物学的发展起着非常重要的作用。PCR技术的基本原理:在模板DNA、引物和四种脱氧核糖核苷酸存在的情况下，依赖于 DNA 聚合酶的酶促合成反应。DNA 聚合酶以单链 DNA 为模板，借助一小段双链 DNA 来启动合成，通过一个或两个人工合成的寡核苷酸引物与单链 DNA 模板中的一段互补序列结合，形成部分双链。在适宜的温度和环境下，DNA 聚合酶将脱氧单核苷酸加到引物3'-OH 末端，并以此为起始点，沿模板5'→3'方向延伸，合成一条新的 DNA 互补链。

自 PCR 在20世纪80年代被发明以来，这一方法已经成为生命科学研究领域中最基础和最常规的实验方法之一。第一代传统 PCR 技术采用琼脂糖凝胶电泳的方法对 PCR 产物进行分析，但这一方法主要适用于定性和半定量研究。在20世纪90年代初出现了第二代定量PCR（qPCR）技术，通过在反应体系中加入荧光染料，检测反应中发出的荧光信号达到阈值的循环数即循环阈值（Ct）来计算目的核酸序列的含量。根据所用荧光物质的化学原理和 PCR 检测的特异性，可将此方法分为两大类：第1类是 DNA 染料法，例如 SYBR Green I 和 Eva Green。对特异性和非特异性的 PCR 扩增产物进行检测。第2类是荧光探针法，将荧光素与寡聚核苷酸相连，对特异性的 PCR 产物进行检测。荧光探针法可根据加入 PCR 反应的荧光分子的类型将其分为 3 种，即引物（探针）法、探针法（包括水解探针和杂交探针）和核酸类似物法。荧光定量 PCR 技术凭借其精准定量、简易高效、特异灵敏和经济的特点，发展迅速，并已广泛应用于科学研究和生产实践中。近年来，实时荧光定量 PCR 技术在医学检测与诊断领域发展迅速，在病原体感染检测、无创产前检测、基因缺陷性疾病检测、癌症的诊断与治疗等医学领域得到大力推广。如果将qPCR 技术应用于检测甲状腺癌 BRAF 等基因突变，可对甲状腺癌诊治与预后判断提供帮助。

但是 qPCR 技术所谓的"定量"仍然是相对的，依赖于 Ct 值和标准曲线。qPCR 在目的序列含量低、表达量差异十分微小、反应体系中含大量背景序列或抑制物等情况下，灵敏度和精确度都受到很大限制。在这种背景下，第三代 PCR 技术数字 PCR（dPCR）应运而生。数字 PCR 技术是继实时定量 PCR 技术之后发展起来的一种绝对定量分析技术，通过将单个 DNA 分子转移入独立的反应室，经 PCR 扩增反应后，对荧光信号进行检测分析，实现单分子的绝对定量。数字 PCR 技术摆脱了对标准曲线的依赖，具有更高的灵敏度和准确度，可以降低背景序列和抑制物对反应的干扰，无须依赖 Ct 值和标准曲线就可以进行精确的绝对定量检测。dPCR 技术特别适合稀有突变检测、拷贝数变异分析和复杂样本基因表达检测。但是 PCR 技术仅适用于对已知基因突变位点的检测。

2.第一代测序技术

成熟的 DNA 测序技术始于20世纪70年代中期，1977年Maxam 和Gilbert 报道了通过化学降解测定DNA序列的方法。同一时期，Sanger 等发明了双脱氧链终止法，基本原理是利用4种双脱氧核苷酸(ddNTP)代替脱氧核苷酸(dNTP)作为底物进行 DNA 合成反应。一旦 ddNTP 掺入DNA 链中，由于核糖的第3位碳原子上不含羟基，不能与下一核苷酸反应形成磷酸二酯键，DNA 合成链的延伸反应被终止，生成若干长度仅相差单个碱基的 DNA 片段。在4个 DNA 合成反应体系中，分别加入一定比例的带有放射性同位素标记的某种 ddNTP，通过单碱基分辨率的凝胶电泳分离不同长度的 DNA 片段和放射自显影后，可以根据电泳带的位置确定待测 DNA 分子的序列。目前，基于荧光标记和 Sanger 的双脱氧链终止法原理的荧光自动测序技术仍被广泛应用。

第一代测序仪的读长可以超过1000bp，原始数据的准确率可以高达 99.999%。该技术操作简便，易于自动化，但是由于其对电泳分离技术的依赖，使其难以进一步提高分析的速度和通过微型化降低测序成本。与近年来兴起的第二代测序技术相比，通量低，对低频(<25%)突变的检测灵敏度不高，已经不能满足大规模研究的需要。但由于其在原始数据质量和序列读长方面具有优势，仍适用于小规模单基因的检测和对第二代测序突变结果的验证。

3.第二代测序技术

第二代测序技术也称高通量测序、下一代测序(NGS)，是能够一次对几十万到几百万条核酸分子进行序列测定和定量分析的检测技术。第二代测序的核心在于边合成边测序,可以通过检测末端合成时释放出的不同荧光信号来获得待测核酸分子的序列信息。现有的比较成熟的第二代测序技术平台主要包括 Roche/454 FLX、Illuming/SolexaGenome-Analyzer 和 Applied Biosystems SOLID system。与第一代测序技术相比,第二代测序技术通量高、成本低,可以很快完成对一个物种的基因组或转录组的深度测序,且具有很高的灵敏度和准确度,还可以对全基因组、全转录组水平进行基因点突变、插入、缺失、融合、拷贝数改变、DNA甲基化等基因变异和表观遗传学改变进行检测。其开发伊始便助力于人类基因组计划的完成,并有助于全基因组关联分析(GWAS),即推动了后基因组时代的进步。第二代测序技术的另一优势在于发现未知突变,这一特点有利于遗传性肿瘤基因风险模型的构建和肿瘤相关基因数据库的完善。第二代测序技术包括全基因组测序、全外显子测序和靶向测序。

(1)全基因组测序:全基因组测序是对基因组序列的物种进行个体基因组全部 DNA 序列的检测过程。运用新一代测序技术进行全基因组测序,使基因诊断和基因治疗广泛应用于遗传性疾病、感染性疾病、传染性流行病、判断个体疾病易感性、生物进化等领域。随着相关技术的不断发展,全基因组测序在肿瘤个体化诊治中的应用受到越来越多的关注,该技术不仅有助于了解肿瘤发生及发展的原因,也为个体化诊治肿瘤开辟了新思路。通过高通量测序平台比对肿瘤患者的肿瘤组织和自身正常组织的全基因组序列,筛选出个体肿瘤发生相关结构性变异、插入/缺失突变、单碱基变异等的基因。全基因组测序可在较短时间内发现细胞遗传学无法发现的致癌基因。随着全基因组测序技术的进一步发展,测序成本的进一步降低,将全基因组测序引入临床诊断将逐渐成为现实。

(2)全外显子组测序:全外显子组测序又称为定向外显子组捕获,是指利用序列捕获技术将基因组中的全部外显子区域 DNA 捕捉并富集,然后进行高通量测序的基因组分析。对于一些需对大量人群进行研究才能找到致病基因的疾病来说,全基因组测序的成本大大限制了其应用范围。而外显子区域包含了基因表达的重要信息,大部分与个体表型相关的功能性变异可能都发生在这个区域,肿瘤作为多基因复杂疾病,其致病机制、分型、治疗、预后、干细胞特性等均可能与外显子组的变异存在一定关系。与进行全基因组测序相比,全外显子组测序通过将基因组全部外显子区域 DNA 进行富集,在获得同样数据量的情况下可显著提高特定 DNA 区域的测序深度,因此,对罕见变异的检测灵敏度显著提高。因此,全外显子组测序成为鉴定单基因病致病基因的有效策略,对单基因病的发病机制、诊断、治疗及预防有重要意义。

目前,全外显子组测序技术在肿瘤学中的应用仍处于较早期的阶段。相比于全基因组测序技术,其低花费、高产量已成为明显的优势,在肿瘤分子生物学的研究和临床应用方面显示了多方面的影响。相信随着测序成本的进一步降低,通过该技术对肿瘤进行基因水平的诊断、分型,治疗靶点的确立,以及预后的分析等,将成为未来肿瘤分子生物学研究及个体化治疗的有效手段。

(3)靶向测序:靶向测序是在第二代测序技术的基础上衍生出的一种测序技术,它利用序列捕获技术或多重 PCR 扩增技术将所感兴趣的区域富集,通过对特定区域的深度测序,更特异、直接、快捷地获得大批量样本中靶向基因的序列变异信息。相比全基因组测序和全外显子组测序,靶向测序可以自定义靶向基因,更直接指向疾病相关的基因,免去全基因组测序和全外显子测序中不必要基因带来的冗余数据,可高效低成本地获取疾病变异信息,极大提高了人类基因组疾病相关区域的研究效率。因此,该技术被广泛应用到遗传性疾病检测、肿瘤疾病、药物开发等分析和研究中,能够高效、准确地检测变异,显著降低研究成本,具有实用性和普适性。但是需要关注的是,随着新的致病基因不断被发现,需要定期更新靶向测序板中包含的目的基因。

基于第二代测序的靶向测序,对甲状腺肿瘤的分子诊断也有着非常重要的意义。25%的甲状腺结节不能通过术前检查来定性,根据 Ferraz 等报道,通过对 US-FNA 不能明确诊断的甲状腺结节标本进行分子标志物检测,可以进一步提高诊断的准确率。甲状腺肿瘤的发生、发展和多种基因致病突变相关,利用第二代测序技术同时检测多种基因的特点,可以更加全面、高效地了解甲状腺肿瘤组织中的基因突变情况,进而对甲状腺肿瘤的良恶性鉴别提供帮助。Nikiforova 等选定了在甲状腺癌中突变率较高的12个基因,利用第二代测序技术检测145例甲状腺癌组织和83例甲状腺良性病变组织中这些基因的突变情况,结果显示,这种高效的基因检测方法不仅可以鉴别甲状腺结节的良恶性,而且根据突变基因的不同可以判断甲状腺癌的病理亚型。2016年 Bellevicine 等利用 Ion Torrent 平台,以 BRAF、NRAS、HRAS、KRAS 和 RET 基因的热点区为目标序列,对37例甲状腺肿瘤的 FNA 样本进行测序,结果显示,该方法对甲状腺肿瘤诊断的准确率为88.4%。另外,多项研究显示,甲状腺癌组织中的基因突变与其生物学行为具有密切相关性。如 BRAF V600E 突变型的 PTC 患者伴有较高的淋巴结转移和甲状腺外侵犯能力,并表现出侵袭性和易复发的特点。所以,术前 BRAF V600E 检测或可以帮助临床医生将侵袭性较高的甲状腺微小乳头状癌及早地鉴别出来。因此,以甲状腺肿瘤中的基因分子标志物为目的基因,利用第二代测序技术,有助于甲状腺肿瘤的良恶性鉴别、甲状腺癌的侵袭性评估和预后判断,为甲状腺癌的个体化治疗提供更多的依据。

▶ 甲状腺癌相关血液标本检测

甲状腺癌的诊断主要包括触诊、化学诊断、影像学诊断和组织细胞学诊断。由于分化型甲状腺癌目前还没有被认可的肿瘤标志物,目前用于甲状腺癌诊断的主要实验室指标是甲状腺功能的检测,除此之外,降钙素及癌胚抗原可用于鉴别诊断。对于全甲状腺切除的患者,甲状腺球蛋白的检测显得尤为重要,可用于检测肿瘤的复发和转移。

甲状腺的主要生理功能是合成和分泌甲状腺激素,甲状腺激素合成、释放主要通过下丘脑-垂体-甲状腺轴调控。机体正是通过这种反馈和负反馈作用来维持下丘脑、垂体前叶、甲状腺之间的生理平衡，从而发挥甲状腺的生理功能。当甲状腺发生病理改变时，这一生理平衡被打破，机体内甲状腺激素水平发生变化，通过监测激素水平可以在一定程度上反映甲状腺的病理变化。所有考虑进行手术治疗的甲状腺癌患者，术前均应检测甲状腺功能及血清 TSH 水平。

甲状腺球蛋白(Tg)是由甲状腺滤泡上皮分泌的一种糖蛋白，其浓度测定已被广泛用于分化型甲状腺癌术后的检测，血清 Tg 含量与分化型甲状腺癌的复发、转移及残留组织量明显相关。

血清降钙素是由甲状腺滤泡旁细胞合成和分泌的，作为甲状腺髓样癌(MTC)的肿瘤标志物应用于临床，可用于分化型甲状腺癌与甲状腺髓样癌的鉴别诊断。

CEA 是一种可溶性的酸性糖蛋白，正常情况下健康的成年人血液中的 CEA 含量极低，其升高可见于一些起源于上皮细胞的肿瘤，尤其是内胚层来源的恶性肿瘤，如结肠、直肠、食管、胃、肝和胰腺。此外，一部分甲状腺髓样癌患者的血清 CEA 水平会升高，联合降钙素的检测，更利于对甲状腺髓样癌的诊断。在临床工作中，可用于分化型甲状腺癌与甲状腺髓样癌的鉴别诊断。

甲状腺功能检测

1.甲状腺激素

甲状腺激素是由甲状腺分泌的酪氨酸碘化物，包括甲状腺素(T4)和三碘甲腺原氨酸(T3)，前者约占分泌总量的 93%，后者约占 7%。其中，T3 的生物活性高、作用快，生物活性约为 T4 的 5 倍。正常人甲状腺储备的甲状腺激素主要形式以 T4 为主，而且激素储备量大，可供机体长时间(50~120天)的代谢需求。

（1)T4 的测定

1)生理和生化。人血清里总甲状腺素 T4(TT4)主要包括结合形式和游离形式的 T4(FT4)。TT4 和 FT4 可以用于甲状腺疾病筛查或与其他甲状腺相关检查相结合。由于载体蛋白容易受到除甲状腺以外的因素影响,多数情况下 TT4 不能反映临床甲状腺状况,而这时 FT4 水平不受甲状腺以外的因素干扰,因此,FT4 更能反映 T4 的分泌和代谢情况。

采用不同检测方法和不同厂商生产的试剂 TT4 和 FT4 参考范围均有所不同。成人 TT4:CLIA 法为 4.87~11.72μg/dL,ECLIA 法为 66~181nmol/L;成人 FT4:CLIA 法为 0.70~1.48ng/dL,ECLIA 法为 12~22pmol/L。

2)临床意义。在甲状腺癌术后的治疗中,血清 T4 和 T3 检测可及时反馈治疗效果。虽然 TSH 是检测甲状腺功能紊乱的首选项目,但由于分泌的浓度水平可能需要数月时间才能恢复至正常,TSH 不能评估治疗早期的效果。T4 测定可用于 TSH 抑制治疗的监测。

在甲状腺癌的术前检查中,TT4 测定的目的主要在于对甲状腺功能紊乱的鉴别诊断。T4 比 T3 能更直接地反映甲状腺分泌甲状腺激素的状况。在原发性或继发性甲状腺功能亢进症、慢性甲状腺炎急性恶化期、中毒型结节和甲状腺结合球蛋白结合力增高症中 TT4 水平会显著升高,在原发性或继发性甲状腺功能减退症(如呆小症和黏液性水肿)和甲状腺结合球蛋白结合力降低症中 TT4 水平会显著降低。

(2)T3 的测定

1)生理和生化。机体中具有生物活性的甲状腺激素主要是 T3。血液循环中的 T3 大约80%来源于甲状腺激素代谢,20%由甲状腺直接分泌而来。T4 激素前体含有 4 个碘原子,通过外周组织的脱碘作用,从外环移去 1 个单一的碘原子,将它转化为更具有生物活性的 T3。血液循环中的 T3 主要是通过这一活化途径而来的, 因此,T4 与 T3 的比率对临床有重要参考价值。虽然 TSH 抑制是原发性甲状腺功能亢进最敏感的单一指标,但血清 T4 和 T3 测量也有助于评估对治疗的反应。在治疗早期尤其如此,因为 TSH 分泌可能需要数月时间才能恢复正常。血清 T4 和血清 T3 之间的不一致的变化趋势经常作为治疗甲状腺功能紊乱的参考指标。

采用不同检测方法和不同厂商生产的试剂 TT3 和 FT3 的参考范围均不同。成人 TT3：CLIA 法为 0.58~1.59μg/L，ECLIA 法为 1.3~3.1nmol/L；成人 FT3：CLIA 法为 1.71~3.71ng/L，ECLIA 法为 3.1~6.8pmol/L。

2）临床意义。由于 T3 比 T4 与蛋白的结合能力弱，FT3 的测定比 TT3 的测定具有较小的临床应用价值，而且 FT3 与 TT3 之间不具有明显的相关性，在评估甲状腺代谢状态时需要同时测定 TT3 和 FT3。

使用左甲状腺素治疗甲状腺肿或甲状腺手术后的治疗过程中，TT3 或 FT3 结合 TSH 检测可用于监测患者是否用药过量。

2.促甲状腺激素

（1）生理和生化：促甲状腺激素（TSH）是来源于腺垂体促甲状腺素细胞的一种糖蛋白，促甲状腺激素的分泌半衰期是30min。TSH 主要通过 2 条途径促进甲状腺细胞的生长：一是 TSH 通过与甲状腺滤泡细胞表面受体促甲状腺激素受体（TSH–R）亲和力选择性结合，激活腺苷酸环化酶，从而使蛋白激酶 A 增加，继而导致环磷酸腺苷（cAMP）增加，促进 T4 和 T3 的合成和释放；二是 TSH 可能通过激活磷脂酶来促进甲状腺细胞的生长。TSH 也作用于甲状腺的功能和许多代谢过程。TSH 的分泌具有昼夜节律性，午夜后2~4h达高峰，之后逐渐降低，早上8时达最低点（有时下午可能更低），睡眠、乙醇摄入会使峰值降低，随着年龄增长昼夜节律减弱。TSH 以2~3h为周期呈脉冲式分泌，振幅很小。

TSH 的分布呈非正态分布，使用的方法不同和不同厂商生产的试剂参考范围不同。成人：CLIA 法为 0.34~5.60mIU/L，ECLIA 法为 0.270~4.20mIU/L。不同年龄阶段参考范围不同，在婴儿和儿童阶段表现得更明显。与年轻人相比，随着年龄的增长，有很多老年人的 TSH 水平处于正常范围内的高水平。

（2）临床意义

1）甲状腺功能的评估。TSH 是检测甲状腺功能紊乱的首选项目，干扰其检测的因素比甲状腺激素少，可敏感地反映组织中甲状腺激素的状态，但同时也受到下丘脑和垂体前叶功能的影响。在甲状腺功能紊乱的早期阶段,血清 TSH 异常先于甲状腺激素水平异常。TSH 与 FT4 水平呈负相关,变化程度可达指数级,可反映 FT4 的微小变化,尤其适用于甲状腺功能的早期检测。

2)左甲状腺素制剂抑制治疗的监测。TSH 作为刺激甲状腺滤泡上皮细胞生长的滋养因子,是刺激(Tg)释放的最重要因素,可利用术后左甲状腺素(L-T4)降低 TSH 水平,从而减少 Tg 的释放,这是治疗分化型甲状腺癌的最理想方法。TSH 抑制治疗时血清 TSH 的最佳水平尚不确定。不同水平的 TSH 对于甲状腺癌复发的抑制程度不同,因此,需要根据每个患者的情况规定 L-T4 的使用剂量,以使 TSH 的水平达到恰当的个体治疗水平,通过 TSH 的检测来调节 L-T4 的使用剂量使 TSH 维持在合适的范围内。提倡兼顾 DTC 患者的肿瘤复发危险度和 TSH 抑制治疗的副作用风险,制订个体化治疗目标,摒弃单一标准。

3)血清 TSH 与甲状腺术前评估。对于所有甲状腺结节患者,NCCN 和《ATA 指南》都建议首先测量血清 TSH 水平和进行甲状腺超声检查。TSH 的检测可以帮助排除甲状腺功能紊乱。虽然 TSH 和甲状腺球蛋白(Tg)对于甲状腺癌的筛选无用,但是有研究显示,甲状腺肿瘤患者若 TSH 水平低于正常,其结节为恶性的比例低于 TSH 水平正常或升高者。因此,TSH 水平在一定程度上对于恶性肿瘤的评估具有参考意义。

3.Tg 和甲状腺球蛋白抗体(TgAb)

(1)生化和生理:Tg 是一种由甲状腺滤泡上皮细胞合成的糖蛋白,成熟蛋白为二聚体,由2个330kDa 的单体组成,是甲状腺激素合成的基质。在正常生理条件下,绝大部分存在于甲状腺滤泡胶质中,循环血中只存在少量的 Tg。多种甲状腺疾病均可引起血清 Tg 水平升高,包括 DTC、甲状腺肿、甲状腺炎症或损伤、甲状腺功能亢进等,目前检测试剂无法区分"正常组织源性"和"肿瘤源性"的 Tg,因此,血清 Tg 不能鉴别甲状腺肿瘤的良恶性。

TgAb 由甲状腺 B 淋巴细胞分泌,是 Tg 的自身抗体,能结合补体,主要存在于免疫性疾病患者体内。TgAb 大部分属于 IgG 类免疫球蛋白,可通过抗体依赖细胞介导的细胞毒性作用破坏甲状腺细胞，还可影响 Tg 的摄取和加工，影响甲状腺球蛋白 T 细胞抗原决定簇的产生和提呈，从而引发和影响自身免疫反应，催化 Tg 水解，降低机体对 Tg 的自身免疫反应，甚至当 Tg 含量过多时还可造成全身蛋白分解和组织损害。

成人 Tg。CLIA 法为 1.15~130.77μg/L；ECLIA 法为 1.4~78μg/L。Tg 检测参考值范围通常从甲状腺功能正常的 TgAb 阴性人群中建立，此范围仅与甲状腺完整患者有关，并不适用于术后分化型甲状腺癌（DTC）患者的管理。对于进行甲状腺手术的患者应根据 TSH 受影响的情况、手术情况等做出调整。此外，采用不同检测方法的 Tg 参考范围有所不同。

TgAb：CLIA 法为成人<4IU/mL。ECLIA 法为<115IU/mL（青春期者、妊娠妇女、儿童不适用）。使用的方法不同和不同厂商生产的试剂参考范围不同。

（2）临床意义

1）血清 Tg 与甲状腺良性疾病。Tg 的水平与甲状腺组织的发展有关，Tg 的合成障碍导致先天性甲状腺功能减退症。此外，甲状腺功能减退伴血清 Tg 水平低或缺失，可能提示甲状腺的完全缺失或不足，如存在甲状腺发育不全、甲状腺萎缩等。急、慢性甲状腺炎症损伤会引起 Tg 被释放到血液循环中而使浓度升高。产后甲状腺炎与放射性甲状腺炎患者血清 Tg 浓度升高。亚急性甲状腺炎出现与假性甲状腺毒症相似的表现，但后者的患者因 TSH 抑制造成 Tg 水平降低，而前者的患者 Tg 水平升高。对于甲状腺功能正常的甲状腺肿大患者，不同个体的 Tg 水平可能会有不同的变化。甲状腺功能亢进、Grave 病和甲状腺炎患者的 Tg 水平可能会有不同程度的升高。

2）血清 Tg 与分化型甲状腺癌（DTC）。DTC 可引起血清 Tg 水平升高，除此之外，结节性甲状腺肿、甲状腺组织炎症或损伤、甲状腺功能亢进症等甲状腺良性疾病及 TSH 刺激也可引起血清 Tg 水平升高，因此，血清 Tg 并不是甲状腺癌的特异标志物，不能用其筛查分化型甲状腺癌。

DTC 常见颈部淋巴结转移，超声影像是评估颈部淋巴结转移的常用方法，但仍有其局限性。部分超声影像检查不明确的可疑转移淋巴结,可使用超声引导下细针穿刺(FNA)病理学诊断和(或)洗脱液 TG 值测定辅助诊断。如当淋巴结细胞学评估证据不足或细胞学诊断与超声表现不一致时,洗脱液 TG 值具有重要的诊断价值。

3)血清 Tg 和 TgAb 与 DTC 的初次术前评估。可比较甲状腺癌术前和术后的血清 Tg 水平。在相关指南中推荐术前检测 Tg 水平。术前血清 Tg 高水平可预测其在术后监测中具有更好的敏感性;术前 Tg 和 TgAb 基线值检测,理论上能够评价 Tg 和 TgAb 在术后评估中的可靠性。Tg 与 TgAb 可作为甲状腺癌术前常规检测，且建议两者同时检测作为初始临床状态及血清学指标基线的评估。

4)血清 Tg 和 TgAb 与 DTC 的术后评估。全甲状腺切除术后,由于不存在甲状腺良性结节分泌的 Tg 的干扰,Tg 成为有较高的临床敏感度和特异性的预示肿瘤残留和复发的重要的肿瘤标志物。Tg 水平特别低或无法检测出提示无残余肿瘤存在,高水平 Tg 则提示肿瘤的持续存在。甲状腺全部或近全切除术联合 ^{131}I 治疗的患者,在没有抗体存在的前提下,TSH 抑制或刺激疗法中检测不到 Tg 的存在属于无病生存状态。

DTC 全甲状腺切除术后,多数患者术后1个月 Tg 浓度达到最低点。作为术后早期评价指标及重要的预测因子，血清 Tg 和 TgAb 值可用于指导临床治疗方案的选择。

5)血清 Tg 和 TgAb 监测 DTC 的复发和转移。在 DTC 术后随访和监测过程中,部分患者血清 Tg 升高与复发和转移相关,而其变化幅度往往高于初发的患者。甲状腺癌复发的 Tg 临界水平尚不清楚,此时一般 Tg 水平持续处于高水平或逐渐升高,Tg 水平对监测术后有无残留或复发有较高的敏感性和特异性。术后持续监测血清 Tg 与 TBAb,可对动态风险分层进行持续评估,指导 DTC 随访方案及治疗决策的调整。

4.甲状腺过氧化酶抗体

（1）生理和生化：甲状腺过氧化酶（TPO）是一种存在于甲状腺细胞微粒体的膜结合血-糖蛋白，分子量约为100kDa。此酶参与甲状腺球蛋白内酪氨酸残基的碘化和氧化耦联反应以合成甲状腺激素。在桥本甲状腺炎中常常产生甲状腺过氧化酶抗体（TPOAb）。此抗体作为自身免疫甲状腺疾病或甲状腺功能紊乱的危险因子可辅助诊断相应疾病。

由于检测方法和试剂生产厂商不同，每个实验室可选用自己的参考值。TPOAb<9IU/mL（CLIA法），TPOAb<34IU/mL（ECLIA法，妊娠期妇女、青春期者和儿童不适用）。

（2）临床意义：TPOAb水平测定是诊断慢性自身免疫性甲状腺疾病最敏感的试验，但值得注意的是，TPOAb阴性结果并不能排除自身免疫性疾病的可能性。与其他甲状腺抗体同时检测可进一步提高敏感性。90%~95%的桥本甲状腺炎或先天性黏液腺瘤患者体内TPOAb水平升高。TPOAb检测有助于对甲状腺自身免疫紊乱与非自身免疫性甲状腺肿或甲状腺功能减退症进行鉴别。

▐▶ 降钙素、癌胚抗原的检测

1.降钙素（CT）

CT是一种多肽类激素，其合成和分泌的主要部位是甲状腺滤泡旁细胞（C细胞），C细胞所有成熟转录物中约95%是CT。甲状腺髓样癌（MTC）细胞源于C细胞，也可合成和分泌CT。此外，胸腺等组织也能合成少量的CT，CT的半衰期为10分钟。

检测方法主要是免疫分析法：IRMA（单克隆抗体）法、ILMA法和CLIA法。成人：10.1~120ng/L（CLIA法）。

CT是诊断和监测MTC既敏感又特异的标志物，可用于分化型甲状腺髓样癌与MTC的鉴别诊断。怀疑甲状腺恶性肿瘤的患者，术前应常规进行血清Ctn检测和对MTC进行筛查。对于Ctn升高或考虑MTC的患者应同时检测癌胚抗原（CEA）。

2.癌胚抗原(CEA)

CEA 是一种可溶性的酸性糖蛋白,在生理条件下,CEA 在胎儿早期发育阶段表达于胃肠道上皮、肝脏和胰腺细胞,且能在 3~6 个月的胎儿血清中检测到,6 个月后 CEA 的合成逐渐减少,而在出生之后其水平与成年人一致。因此,健康的成年人血液中的 CEA 含量极低。CEA 最早是从胎儿肠组织和结肠癌组织中分离的,随后也发现存在于各类正常上皮细胞之中,如阴道上皮,而一些起源于上皮细胞的肿瘤,尤其是内胚层来源的恶性肿瘤,如结肠、直肠、食管、胃、肝、胰腺等的 CEA 生成会增加。此外,一些非消化系统的肿瘤,如肺癌、甲状腺髓样癌、乳腺癌、卵巢癌等患者的血清 CEA 水平会有明显升高。

主要免疫分析方法包括 ELISA、CLIA、ECLIA 等,以 ELISA 最为常用。参考范围:CEA≤5.0ng/mL(ELISA 法、CLIA 法),CEA≤3.4ng/mL(E-CLIA 法)。

血清 CEA 水平与肿瘤的辅助诊断。因某些肿瘤大量分泌 CEA,使血清 CEA 水平升高。然而某些良性肿瘤、炎症和退行性疾病(例如,慢性肝炎、胰腺炎、结肠息肉和酒精性肝硬化)的患者和吸烟者 CEA 含量也会上升,但在非恶性疾病时 CEA 的浓度通常不会超过正常参考范围上限的4倍。CEA 属于非器官特异性肿瘤标志物,部分甲状腺髓样癌患者的血清 CEA 浓度升高。血清 CEA 水平的检测可用于分化型甲状腺癌与甲状腺髓样癌的鉴别诊断。

▮▶ 尿碘的检测

碘为人体合成甲状腺腺体激素所必需的物质,碘摄入过多、过少均无益处。碘进入人体后绝大部分以无机碘化物(I^-)的形式吸收,正常人体含碘20~50mg,其中甲状腺含碘约10mg(8~15mg)。碘主要通过肾脏和消化道排泄,其排泄量和摄入量大致相等,经肾脏排碘约占碘排出总量的 90%,在个体代谢稳定的情况下,尿碘水平基本反映了碘的摄入量,中位尿碘浓度(MUI)是衡量人群碘营养状况的理想指标。尿碘指尿液中碘的含量，根据尿液收集方式的不同分为晨起尿碘、日间随意 1 次尿碘、尿碘/肌酐比值和 24h 尿碘。这些指标都可用来评估人体碘营养水平。目前多采用日间随意 1 次尿碘作为碘水平的评估指标。

尿碘参考范围：100~300μg/L。高尿碘是甲状腺乳头状癌的独立高危因素，目前尿碘多用于甲状腺肿瘤尤其是甲状腺乳头状癌的辅助诊断。甲状腺乳头状癌患者尿碘一般高于 300μg/L，而良性甲状腺结节患者 MUI 多在正常范围内。

尿碘可受饮食、饮水、注射含碘造影剂、服用含碘药物、肾功能状态等的影响，在实际尿碘测定过程中以上影响因素异常均可作为尿碘测定的重要排除指标。

第五章

甲状腺癌的
TNM 分期

▐▶ 甲状腺癌临床分期

对于甲状腺癌患者，最关心的就是这种疾病的严重程度或对自身的影响，因此，在甲状腺癌的临床诊治工作中常常会碰到患者询问自己疾病的分期、病情严重程度、预后等方面的问题。要了解这些内容，就要了解 TNM 分期系统。TNM 分期系统是目前国际上最为通用的评估大多数实体肿瘤的一种分期系统，首先由法国人 Pierre Denoix 于 1943 年至 1952 年间提出，后来美国癌症联合委员会（AJCC）和国际抗癌联盟（UICC）逐步开始建立国际性的分期标准并逐步统一。TNM 分期是通过评估原发肿瘤的大小及侵犯程度（T）、淋巴结转移情况（N）和有无远处转移（M）而进行的肿瘤分期方法，它可以较准确地评估患者的病情程度，详细地记录病变范围，进而对制订治疗方案和估计预后提供帮助。

以 T、N、M 为基本依据的美国肿瘤联合委员会发行的甲状腺癌分期系统是目前世界范围内提供甲状腺癌预后信息、评估甲状腺癌预后分期的重要参考标准之一，其简单易行并且被美国甲状腺协会（ATA）和美国国立综合癌症网络（NCCN）甲状腺癌指南引用和推荐。甲状腺癌的 TNM 分期方法基于循证医学不断地被修改，目前常用的甲状腺癌 TNM 分期主要是 AJCC 1997 年版和 AJCC/UICC 2002 年版，不同期别患者的预后不同。与其他肿瘤的 TNM 分期不同的是，甲状腺癌 TNM 分期同时考虑了许多可预测预后的因素，最有意义的是对于分化型甲状腺癌患者的年龄分界。我国目前制定的不同的甲状腺癌诊治指南或专家共识均以最新的 TNM 分期系统为基础。

由于 TNM 分期系统不断地更新及发展，下面重点介绍 1997 版及 2002 版的 TNM 分期，同时对第 8 版（2018 版）TNM 分期系统的更新进行解读。

▮▶ 分类(AJCC1997)

(1)原发肿瘤(T)分期:可以分为两种,孤立性肿瘤(s)和多发性肿瘤(m)。

Tx:原发肿瘤大小无法测量。

T0:没有原发肿瘤证据。

T1:原发肿瘤最大直径≤1 cm,局限在甲状腺内。

T2:原发肿瘤最大直径>1 cm,但≤4 cm,局限在甲状腺内。

T3:原发肿瘤最大直径>4 cm,局限在甲状腺内。

T4:任何大小的肿瘤,侵及甲状腺包膜外。

(2)淋巴结转移(N)分期:区域淋巴结包括颈部及上纵隔淋巴结。

Nx:淋巴结转移情况无法判断。

N0:无区域淋巴结转移。

N1:区域淋巴结有转移。

N1a:同侧颈部淋巴结转移。

N1b:双侧、中线、对侧或纵隔淋巴结转移。

(3)远处转移(M)分期。

Mx:无法评价有无远处转移。

M0:无远处转移。

M1:有远处转移。

▮▶ TNM 分期(AJCC1997)

分化型甲状腺癌(乳头状癌及滤泡癌)的 TNM 分期见表 5-1,髓样癌的 TNM 分期见表 5-2,所有未分化癌病例均为Ⅳ期。

表 5-1　分化型甲状腺癌(乳头状癌及滤泡癌)的 TNM 分期(AJCC 1997)

	患者年龄< 45 岁	患者年龄 ≥ 45 岁
Ⅰ 期	任何 T,任何 N,M0	T1,N0,M0
Ⅱ 期	任何 T,任何 N,M1	T2,N0,M0
		T3,N0,M0
Ⅲ 期		T4,N0,M0
		任何 T,N1,M0
Ⅳ 期		任何 T,任何 N,M1

表 5-2　髓样癌的 TNM 分期(AJCC1997)

Ⅰ 期	T1,N0,M0
Ⅱ 期	T2,N0,M0
	T3,N0,M0
	T4,N0,M0
Ⅲ 期	任何 T,N1,M0
Ⅳ 期	任何 T,任何 N,M1

▐▶ UICC2002 及 AJCC2002

　　2002 年 UICC 第 6 版及 AJCC 第 5 版 TNM 分期更改后,在头颈肿瘤分期方面,采用美国的建议,统一了两个机构的 TNM 分期系统,使得甲状腺恶性肿瘤的分期更具有规范化和统一性。与第 5 版相比,2002 年的第 6 版主要在以下几方面进行了修改, 如肿瘤 T1 分期的尺度标准, 即肿瘤最大直径≤2cm 划分为 T1 期病变;对未分化型甲状腺癌进行单独分期,即无论肿瘤大小,未分化型甲状腺癌均划为局部晚期病变 T4a 或 T4b,如此肿瘤的生物学行为在肿瘤分期中得以体现;在淋巴结转移方面进一步细化,分化型甲状腺癌转移至Ⅳ区淋巴结划分为 N1a,转移至侧颈区域划分为 N1b。通过对 TNM 分期的充实和细化,无疑大大提高了临床分期使用时的准确性。

▐▶ 分类（AJCC2002）

（1）原发肿瘤（T）：在 T 分级中，所有分级可再分为两种，即孤立性肿瘤（s）和多灶性肿瘤（m）（其中最大者决定分级）。

TX：原发肿瘤无法评估。

T0：无原发肿瘤证据。

T1：肿瘤最大径≤2cm，局限在甲状腺内。

T2：肿瘤最大径>2cm，但≤4cm，局限在甲状腺内。

T3：肿瘤最大径>4cm，局限在甲状腺内，或任何肿瘤伴有最小限度的甲状腺外侵犯（如胸骨甲状肌或甲状腺周围软组织）。

T4a：任何大小的肿瘤穿破甲状腺被膜侵犯皮下软组织、喉、气管、食管或喉返神经。

T4b：肿瘤侵犯椎前筋膜，包绕颈动脉或纵隔血管。

（2）区域淋巴结（N）

NX：区域淋巴结无法评估。

N0：无区域淋巴结转移。

N1：区域淋巴结转移。

N1a：Ⅵ区转移（气管前、气管旁和喉前淋巴结）。

N1b：转移至单侧、双侧或对侧颈部或上纵隔淋巴结。

（3）远处转移（M）

MX：远处转移无法评估。

M0：无远处转移。

M1：有远处转移。

▍▶ TNM 分期(AJCC2002)

表 5-3　分化型甲状腺癌(乳头状癌及滤泡癌)的 TNM 分期(AJCC 2002)

	患者年龄< 45 岁	患者年龄 ≥ 45 岁
Ⅰ 期	任何 T,任何 N,M0	T1,N0,M0
Ⅱ 期	任何 T,任何 N,M1	T2,N0,M0
Ⅲ 期		T3,N0,M0
		T1,N1a,M0
		T2,N1a,M0
		T3,N1a,M0
Ⅳa 期		T4a,N0,M0
		T4a,N1a,M0
		T1,N1b,M0
		T2,N1b,M0
		T3,N1b,M0
		T4a,N1b,M0
Ⅳb 期		T4b,任何 N,M0
Ⅳc 期		任何 T,任何 N,M1

表 5-4　髓样癌的 TNM 分期(AJCC2002)

Ⅰ 期	T1,N0,M0
Ⅱ 期	T2,N0,M0
	T3,N0,M0
Ⅲ 期	T1,N1a,M0
	T2,N1a,M0
	T3,N1a,M0
Ⅳa 期	T4a,N0,M0
	T4a,N1a,M0
	T1,N1b,M0
	T2,N1b,M0
	T3,N1b,M0
	T4a,N1b,M0
Ⅳb 期	T4b,任何 N,M0
Ⅳc 期	任何 T,任何 N,M1

表 5-5　甲状腺未分化的 TNM 分期(AJCC2002)

Ⅳa 期	T4a,任何 N,M0
Ⅳb 期	T4b,任何 N,M0
Ⅳc 期	任何 T,任何 N,M1

▶ 分类(AJCC 第 8 版)

(1)原发肿瘤(T):包括乳头状癌、滤泡癌、低分化癌、Hürthle 细胞癌和间变癌。

TX:原发肿瘤无法评估。

T0:无原发肿瘤证据。

T1:肿瘤最大直径≤2cm,局限在甲状腺内。

T1a:肿瘤最大直径≤1cm,局限在甲状腺内。

T1b:肿瘤最大直径>1cm,但≤2cm,局限在甲状腺内。

T2:肿瘤最大直径>2cm,但≤4cm,局限在甲状腺内。

T3:肿瘤最大直径>4cm,但局限在甲状腺内,或任何肿瘤伴有颈前肌的甲状腺外侵犯。

T3a:肿瘤最大直径>4cm,但局限在甲状腺内。

T3b:任何大小的肿瘤侵犯颈前肌(胸骨舌骨肌、胸骨甲状肌、甲状舌骨肌或肩胛舌骨肌)。

T4:肿瘤侵及甲状腺包膜外。

T4a:任何大小的肿瘤浸润至甲状腺包膜,侵犯皮下软组织、喉、气管、食管或喉返神经。

T4b:任何大小的肿瘤侵犯椎前筋膜,或包绕颈动脉或纵隔血管。

(2)区域淋巴结(N)。

NX:区域淋巴结无法评估。

N0:无区域淋巴结转移。

注:在 T 分级中,所有分级可再分为孤立性肿瘤(s)和多灶性肿瘤(m)(其中最大者决定分级)。

N1:区域淋巴结转移。

N1a:Ⅵ区转移(气管前、气管旁、喉前和前上纵隔淋巴结),可以是单侧或双侧病变。

N1b:转移至单侧、双侧或对侧颈部淋巴结(Ⅰ、Ⅱ、Ⅲ、Ⅳ或Ⅴ区)或咽旁淋巴结。

(3)远处转移(M)。

MX:远处转移无法评估。

M0:无远处转移。

M1:有远处转移。

▶ TNM 分期(AJCC 第 8 版)

表 5-6 甲状腺乳头状癌和滤泡癌(包括 Hürthle 细胞癌和低分化癌)TNM 分期(AJCC 第 8 版)

	患者年龄< 55 岁	患者年龄 ≥ 55 岁
Ⅰ期	任何 T,任何 N,M0	T1,N0,M0
		T2,N0,M0
Ⅱ期	任何 T,任何 N,M1	T1,N1/NX,M0
		T2,N1/NX,M0
		T3a,任何 N,M0
		T3b,任何 N,M0
Ⅲ期		T4a,任何 N,M0
Ⅳa 期		T4b,任何 N,M0
Ⅳb 期		任何 T,任何 N,M1

表 5-7　甲状腺髓样癌 TNM 分期(AJCC 第 8 版)

Ⅰ 期	T1,N0,M0
Ⅱ 期	T2,N0,M0
	T3,N0,M0
Ⅲ 期	T1,N1a,M0
	T2,N1a,M0
	T3,N1a,M0
Ⅳa 期	T4a,N0,M0
	T4a,N1a,M0
	T1,N1b,M0
	T2,N1b,M0
	T3,N1b,M0
	T4a,N1b,M0
Ⅳb 期	T4b,任何 N,M0
Ⅳc 期	任何 T,任何 N,M1

表 5-8　甲状腺未分化癌 TNM 分期(AJCC 第 8 版)

Ⅳa 期	T1~T3a,N0/NX,M0
Ⅳb 期	T1~T3a,N1,M0
	T3b,任何 N,M0
	T4,任何 N,M0
Ⅳc 期	任何 T,任何 N,M1

　　AJCC 第 8 版甲状腺癌分期系统将分化型甲状腺癌预后所需的诊断年龄切点值从 45 岁修改为 55 岁,T 分期部分:重新定义了 T3 分期,更改了未分化型甲状腺癌的 T 分期;N 分期部分将Ⅶ区淋巴结转移从侧颈淋巴结转移(N1b)更改为中央区淋巴结转移(N1a)。TNM 分期部分修改了 DTC、ATC(甲状腺未分化癌)的 TNM 分期。上述的修改均在循证医学下进行调整,临床价值颇深。例如,调整后的分期系统对诊断年

龄为 45~55 岁的患者有着十分重要的临床意义，避免了只依据年龄将部分Ⅰ、Ⅱ期患者划分到Ⅲ、Ⅳ期，同时也避免了一些不必要的手术方式和术后随访。

甲状腺癌 TNM 分期系统的更新旨在不断完善甲状腺癌患者预后评估体系，进而帮助判断病情、指导治疗及评估预后。

第六章 ◀▮▮

分化型甲状腺癌的
手术治疗

甲状腺结节和甲状腺癌是内分泌系统的多发病和常见病，目前其发病率位于女性常见恶性肿瘤的第5位。

美国每年新登记的甲状腺癌患者数量显著增加，近年来我国甲状腺癌的发病率呈现升高趋势。95%左右的甲状腺癌属于分化型甲状腺癌。分化型甲状腺癌5年死亡率接近2%，复发率不到15%；10年死亡率接近2%，复发率约为20%；30年累计死亡率近10%，累计复发率近30%，是预后较好的癌种。分化型甲状腺癌的治疗方法主要包括手术治疗、术后^{131}I治疗和TSH抑制治疗。手术治疗最为重要，直接影响本病的后续治疗和随访，并与预后密切相关。目前较为权威的甲状腺癌诊疗指南主要包括3个：①2012年中国编写的《甲状腺结节和分化型甲状腺癌诊治指南》；②2015年美国甲状腺学会编写的《成人甲状腺结节与分化型甲状腺癌诊治指南》；③2017年美国国立综合癌症网编写的《NCCN甲状腺肿瘤指南》。由于医疗环境和患者自身情况差异，各指南在分化型甲状腺癌患者手术适应与禁忌范围、手术方式选择、淋巴结清扫范围等诸多问题上存在一定差异。本章将对以上3个权威指南手术治疗部分进行全面解读及总结，以期对分化型甲状腺癌患者有所帮助。

▌▶ 中国编写的《甲状腺结节和分化型甲状腺癌诊治指南》

甲状腺癌总体治疗效果良好，大多数患者疾病危险度低，非必要的甲状腺结节的手术率显著升高。为了规范我国甲状腺结节和甲状腺癌的诊断和治疗，提高临床治愈率，2012年8月8日，中华医学会内分泌学分会、中华医学会普通外科学分会、中国抗癌协会头颈肿瘤专业委员会、中华医学会核医学分会联合编撰我国首部《甲状腺结节和分化型甲状腺癌诊治指南》（以下简称《指南》）。《指南》本着"立足国情、循证为本、求新求实、趋同存异"的原则，认真总结了我国甲状腺结节和分化型甲状腺癌诊断治疗的实践经验，充分汲取国际多个指南和国内各个学科现有指南的精华。《指南》包括甲状腺结节和分化型甲状腺癌（DTC）2部分，采取问题条款和推荐条款并进的形式，共计54项问题条款，

72项推荐条款,推荐条款标示推荐强度,推荐强度共计7个:A,强力推荐,循证证据肯定,能够改善健康的结局,利大于弊;B,推荐,循证证据良好,能够改善健康的结局,利大于弊;C,推荐,基于专家意见;D,反对推荐,基于专家意见;E,反对推荐,循证证据良好,不能改善健康结局,或对于健康结局弊大于利;F,强力反对推荐,循证医学肯定,不能改善健康结局,或对于健康结局弊大于利;I,不推荐或者不作为常规推荐,推荐或反对推荐的循证证据不足、缺乏或结果矛盾,利弊无法评判。《指南》体现了循证医学最新证据和多学科协作原则,相对客观,按照临床实践的问题分类逐个论述,参考性和可操作性强,获得广大医疗工作者的高度重视。

《指南》认为,在确定甲状腺的切除范围时,需要考虑以下因素:①肿瘤大小;②有无侵犯周围组织;③有无淋巴结和远处转移;④单灶或多灶;⑤童年期有无放射线接触史;⑥有无甲状腺癌或甲状腺癌综合征家族史;⑦性别、病理亚型等其他危险因素。应根据临床分期、肿瘤死亡复发的危险度、各种术式的利弊和患者意愿,细化外科处理原则,不可一概而论。《指南》只推荐2种手术方式,即全(近全)甲状腺切除术和甲状腺腺叶加峡部切除术。

1.全(近全)甲状腺切除术

全甲状腺切除术即切除所有甲状腺组织,无肉眼可见的甲状腺组织残存;近全甲状腺切除术即切除几乎所有肉眼可见的甲状腺组织,保留非肿瘤性甲状腺组织,如喉返神经入喉处或甲状旁腺处的非肿瘤性甲状腺组织。

全(近全)甲状腺切除术可为分化型甲状腺癌患者带来下述益处:①一次性治疗多灶性病变;②利于术后监控肿瘤的复发和转移;③利于术后 ^{131}I 治疗;④减少肿瘤复发和再次手术的概率(特别是对中、高危分化型甲状腺癌患者),从而避免再次手术导致的严重并发症发生率升高;⑤准确评估患者的术后分期和危险度分层。另一方面,全(近全)甲状腺切除术后,将不可避免地发生永久性甲减;该术式对外科医生专业技能的要求较高,术后甲状旁腺功能受损和(或)喉返神经损伤的概率增高。

全(近全)甲状腺切除术适应证:①童年期有头颈部放射线照射史或放射性尘埃接触史;②原发灶最大直径>4cm;③多癌灶,尤其是双侧癌灶;④不良的病理亚型,如甲状腺乳头状癌的高细胞型、柱状细胞型、弥漫硬化型、实体亚型,甲状腺滤泡癌的广泛浸润型,低分化型甲状腺癌;⑤已有远处转移,须术后进行 ^{131}I 治疗;⑥伴有双侧颈部淋巴结转移;⑦伴有腺外侵犯(如气管、食管、颈动脉或纵隔侵犯等)。

全(近全)甲状腺切除术的相对适应证:肿瘤最大直径为1~4cm,伴有甲状腺癌高危因素或伴对侧甲状腺结节。

2.甲状腺腺叶加峡部切除术

甲状腺腺叶加峡部切除术的优点包括:保护甲状旁腺功能,减少对侧喉返神经损伤,利于保留部分甲状腺功能。缺点:可能遗漏对侧甲状腺内的微小病灶,不利于术后通过血清 Tg 和 ^{131}I 全身显像监控病情,如果术后经评估还需要进行 ^{131}I 治疗,则要进行再次手术切除残留的甲状腺。

甲状腺腺叶加峡部切除术的适应证:局限于一侧腺叶内的单发分化型甲状腺癌,并且肿瘤原发灶最大直径≤1cm、复发风险低、无童年期头颈部放射线接触史、无颈部淋巴结转移和远处转移、对侧腺叶内无结节。

甲状腺腺叶加峡部切除术的相对适应证：局限于一侧腺叶内的单发分化型甲状腺癌,并且肿瘤原发灶最大直径≤4cm,复发风险低,对侧腺叶内无结节;微小浸润型甲状腺滤泡癌。

3.淋巴清扫范围

颈部淋巴结转移是甲状腺癌患者,尤其是年龄≥45岁患者复发率升高和生存率降低的危险因素。20%~90%的患者在确诊时即存在颈部淋巴结转移,且多发生于颈部中央区。《指南》建议,术中在有效保留甲状旁腺和喉返神经的情况下,进行病灶同侧中央区淋巴结清扫术。中央区淋巴结清扫术的范围上界至甲状软骨,下界达胸腺,外侧界为颈动脉鞘,内侧缘包括气管前、气管旁、喉前淋巴结等。

针对临床颈部非中央区淋巴结转移（cN1b）的分化型甲状腺癌患者,应增加进行侧颈区淋巴结清扫术。《指南》同时指出,应根据Ⅵ区转移淋巴结的数量和比例,分化型甲状腺癌原发灶的位置、大小、病理分型,以及术中对非Ⅵ区淋巴结的探查情况等进行综合评估,对部分临床颈部中央区淋巴结转移(cN1a)患者行择区性颈部淋巴结清扫术。侧颈区淋巴结清扫术的范围上至二腹肌,下至锁骨上,内侧界为颈动脉鞘内侧缘,外侧界至斜方肌前缘,包括Ⅱ～Ⅴ区的淋巴结和软组织。

4.手术治疗的术后并发症

手术治疗的术后并发症包括:出血、切口感染、呼吸道梗阻、甲状旁腺损伤(一过性或永久性低钙血症)、喉返神经损伤、喉上神经损伤、麻醉相关的并发症等。

为尽量避免发生手术并发症,《指南》建议手术前做好完全充分的手术风险评估(如呼吸功能如何、是否存在呼吸道感染、声带是否正常、气管是否受压、是否伴有其他基础疾病等)。手术中做到切口良好暴露,注意甲状旁腺和喉返神经保护,对气管受压软化者应将软化气管被膜悬吊于胸锁乳突肌或颈前肌群上,严重者应及时进行气管切开;如不小心将甲状旁腺切除,确认后将切除的甲状旁腺组织切成薄片或颗粒,种植于手术区范围内的胸锁乳突肌或带状肌内。

除此之外,《指南》还对按照良性甲状腺疾病进行手术,但术后病理诊断为分化型甲状腺癌的情况进行了讨论。《指南》认为,应根据已有的临床资料评估的分期和复发危险分层,确定手术应切除的甲状腺和颈部淋巴结范围,然后结合再次手术的风险、随访的便利性、患者的意愿、依从性等因素,在与患者充分沟通的基础上,制订后续处理方案。①需要进行再次手术者,建议在患者自身条件允许的情况下及早或待术区水肿消退后(3个月后)施行。鉴于再次手术的严重性手术并发症风险较首次手术升高,因此,再次手术时应特别注意保护甲状旁腺和喉返神经。②复发风险低的患者,若首次手术已进行患侧腺叶切除,可予以随访。③复发风险低的患者,首次手术方式为患侧腺叶部分切除(仅保留少量非肿瘤腺体组织），如随访方便、患者依从性好，可暂不手术，在抑制治疗下密切随访，一旦发现异常，应再次采取外科处理。

▶ 美国甲状腺学会编写的《成人甲状腺结节与分化型甲状腺癌诊治指南》

2015年，美国甲状腺协会更新了《成人甲状腺结节与分化型甲状腺癌诊治指南》（以下简称 ATA《指南》）。ATA《指南》将建议分为3种推荐等级，即强烈推荐、中等推荐和不推荐，根据证据的充分程度，强烈推荐及中等推荐又分别分为拥有高质量证据、拥有中等质量证据和拥有低质量证据3种。与中国编写的《甲状腺结节和分化型甲状腺癌诊治指南》不同，ATA《指南》提出的分化型甲状腺癌初始治疗的目标是：改善总生存率及疾病特异性生存率，减少疾病持续存在、复发率和相关致死率，准确进行分期和疾病危险分层，减少治疗相关的并发症，并避免过度治疗。为达到上述目标，ATA《指南》对手术适应证、禁忌证、手术范围、淋巴结范围等都重新做出了规定。

1.甲状腺切除手术范围的选择

治疗原发灶最大直径>4cm，肉眼可见肿瘤存在腺外侵犯（T4），伴有双侧颈部淋巴结转移（N1），或已有远处转移（M1）的患者，除非有禁忌证，手术应进行全（近全）甲状腺切除术；对于肿瘤最大直径为1~4cm、无腺体外侵犯、无明显淋巴结转移（N0）的患者，手术可选择全（近全）甲状腺切除术，也可选择甲状腺腺叶切除术。仅进行甲状腺腺叶切除术对低危分化型甲状腺癌也许已经足够，但也可根据疾病特点和患者意愿以利术后进行 ^{131}I 治疗而选择甲状腺全切除术；对于原发肿瘤直径<1 cm，单发，局限于腺体内，且无头颈部射线暴露史、甲状腺癌家族史或临床淋巴结转移的分化型甲状腺癌患者，可进行腺叶切除术。

手术是治疗分化型甲状腺癌的重要方式，术式的选择必须与管理团队推荐的整体治疗策略和随访计划相适应。具有高风险特征的患者（cN1 型疾病，侵犯喉返神经或侵犯程度较为严重者）应由有经验的外科医生进行手术，因为手术的完整性和外科医生的经验与患者的预后和并发症发生率均显著相关。早期研究显示，双侧甲状腺手术有利于进行^{131}I治疗，并有利于检测甲状腺球蛋白水平从而监测是否存在复发，该术式可提高生存率，降低复发率。因此，《指南》推荐无论有无局部或远处转移，所有直径>1cm的分化型甲状腺癌均应进行全甲状腺切除术。然而最近的数据表明，对于一些病情较轻的患者，单侧或双侧甲状腺手术后的临床结果非常相似。一侧腺叶的保留可使部分甲状腺癌患者避免终身使用甲状腺素。因此，应仔细评估低危分化型甲状腺患者的情况，选择合理术式。

2.淋巴结清扫范围

ATA《指南》认为，对于中央区淋巴结出现转移的患者，应进行全甲状腺切除术+治疗性中央区淋巴结清扫术；对临床无中央区淋巴结转移的患者，如原发肿瘤处于T3、T4期，伴有临床侧颈部淋巴结转移，或需根据淋巴结转移情况制订下一步的治疗方案，应考虑进行预防性颈中央区（单侧或双侧）淋巴结清扫术；对于肿瘤处于T1~T2期、非侵袭性、临床无淋巴结转移的PTC及大部分FTC，可以只进行甲状腺切除术，而不进行预防性中央区淋巴结清扫术；活检证实，有侧颈部淋巴结转移的患者应进行治疗性侧颈淋巴结清扫术。

多数甲状腺乳头状癌患者和少数滤泡癌患者存在淋巴结转移情况。有报道称，在低危甲状腺乳头状癌患者中，淋巴结转移临床意义不大。有研究纳入9904例甲状腺乳头状癌患者进行分析，发现年龄>45岁、远处转移、肿瘤直径较大均可提示预后不良。所有病例均存活14年以上，其中有82%的甲状腺乳头状癌患者存在淋巴结转移。另一项研究则认为，仅当患者>45岁且罹患滤泡癌时，淋巴结转移情况才与预后不良相关。较之于仅镜下可见的淋巴结转移患者，肉眼可见淋巴结转移者、多处转移者、转移灶较大者和存在节外侵袭者更容易出现复发。综上所述，淋巴结转移者生存率下降，但下降程度微乎其微。

治疗性颈淋巴结清扫术治疗甲状腺癌淋巴结转移已得到世界范围

内的广泛认可。然而对 cN0 患者进行常规预防性中央区清扫术的价值仍有争议。由于诊断信息的不精确、不完善,术者多选择预防性中央区清扫术来提高疾病特异生存率、降低局部复发率、降低术后 Tg 水平和提高复发风险估计的准确性。然而近来的研究表明,尽管预防性颈中央区淋巴结清扫可降低重复使用 RAI 进行治疗的可能性,但该术式对患者长期预后并没有十分明显的改善。

3.手术治疗的术后并发症

神经和甲状旁腺损伤为甲状腺手术的常见并发症,ATA《指南》也同样对如何避免出现术后并发症给出了建议。ATA《指南》建议,术前医生应与患者在知情同意的过程中就可能出现神经和甲状旁腺损伤在内的手术风险进行交流,并与包括麻醉师在内的其他医生就术前检查内容进行交流。其主要内容包括:可能造成的暂时性或永久性神经损伤(包括其临床后遗症,如语音改变、吞咽障碍、呼吸困难和气管切开),以及甲状旁腺功能减退、出血、瘢痕形成、疾病复发;术后所需进一步治疗,包括甲状腺激素治疗、甲状腺功能监测及术后发生的并发症;术前用以评估疾病风险等级和气道完整性的影像学、细胞学检查结果。所有进行甲状腺手术的患者均应进行术前发音评估,包括患者对发音改变的描述和医生对发音的评估。具有下列情形之一者应于术前进行喉部检查:①存在术前发音异常;②有致喉返神经或迷走神经损伤风险的颈部或上胸部手术史;③已知甲状腺癌超出腺体向后方浸润或中央区淋巴结转移。

声音改变是甲状腺手术的一个重要并发症,严重影响患者的生活质量。术前评估可为围术期声音恢复程度提供必要参考。术前嗓音评估可检查患者是否术前声音粗壮是声带麻痹或轻瘫造成的,此评估为诊断侵袭性甲状腺恶性肿瘤提供可推定的证据(对制订手术范围和围术期气道管理具有重要意义)。术前声音评估不仅包括患者对声音异常或变化的主观反应,还应包括医生对声音的客观评估,并应记录在病历中。术中应暴露并以肉眼鉴别喉返神经,在切除甲状腺上极时要注意保护喉上神经外侧支。无论是否进行神经检测,术者均应考虑进行术中神经刺激以利于神经鉴别和证实神经功能；术中应注意保护甲状旁腺及其血供。术后患者应进行发音评估，若发音异常则应进行正规的喉部检查。术者应与患者及其他参与术后管理的医生就术中重要发现和术后管理的细节进行沟通。

4.特殊情况下手术治疗方式的选择

ATA《指南》对一些具有特殊情况的分化型甲状腺癌患者的手术治疗方式进行了讨论。对术前未能明确诊断而通过术后病理发现的分化型甲状腺癌患者,若应进行双侧甲状腺切除术而未进行,则可进行补充甲状腺全切术；如果已有淋巴结转移,则应同时进行治疗性颈中央区淋巴结清扫术；低危组甲状腺乳头状癌和甲状腺滤泡癌也可进行单纯甲状腺腺叶切除术。ATA《指南》对妊娠期分化型甲状腺癌手术治疗时机的选择也给出了建议：若妊娠早期细胞检查结果提示存在甲状腺乳头状癌的结节,应进行超声监测。若妊娠24~26周前存在明显增大或超声提示颈部淋巴结转移,应于孕期考虑手术；若之后发现则应推迟至分娩后进行。

▌▶ 美国国立综合癌症网编写的《NCCN 甲状腺肿瘤指南》

美国国立综合癌症网(NCCN)是由 21 家世界顶级癌症中心组成的非营利性学术联盟,其制定的《NCCN 甲状腺肿瘤指南》(简称《NCCN 指南》)不仅是美国肿瘤领域临床决策的标准,也已成为全球肿瘤临床实践中应用最为广泛的指南。《NCCN 指南》由来自内分泌科、头颈外科、肿瘤外科、肿瘤内科、病理科、内科、核医学科和耳鼻喉科的专家共同编写。2017 年该组织编写了新一版的《NCCN 指南》。与美国甲状腺学会(ATA)依据证据分类不同,《NCCN 指南》依据循证医学的证据及共识将治疗建议分为 4 类:1 类,建议基于较高的循证医学证据,且专家组达成一致共识;2A 类,建议基于较低级别的循证医学证据,专家组达成一致共识;2B 类,建议基于较低级别的循证医学证据,专家组未能达成共识,但并非主要分歧;3 类,建议基于任一级别的医学证据,专家组存在较大分歧。需要指出的是,由于分化良好的甲状腺癌占甲状腺癌的90%以上,患者存活时间很长,大样本的随机对照研究较困难,目前对于甲状腺癌大样本的研究结果来自回顾性研究,而且不同研究结果之间存在一定差异,因此,《NCCN指南》的建议均为2A类。《NCCN指南》的编写参考了最新的循证医学证据,因此,具有极高的临床实践价值,在中国也得到了广大肿瘤医生的认可与青睐。

对有以下任一征象的患者应进行全甲状腺切除术:①有远处转移;②甲状腺外浸润;③肿瘤直径>4cm;④颈部淋巴结转移;⑤低分化,血管侵犯。对有放射暴露史或双侧甲状腺结节的患者可考虑进行全甲状腺切除术。同时,《NCCN指南》指出,甲状腺腺叶切除术+峡叶切除术仅适用于因故无法或拒绝终身使用甲状腺激素替代疗法的患者。如果颈部有肿大淋巴结和(或)穿刺证实有淋巴结转移应进行淋巴结分区清扫术。如果转移淋巴结在颈中部应进行单侧或双侧Ⅵ区清扫术;如果转移淋巴结在颈侧区,应进行改良颈淋巴结清扫术,清扫范围包括Ⅱ、Ⅲ、Ⅳ及Ⅴb区;如果Ⅰ区或Ⅴa区出现转移灶,可考虑进行Ⅰ区或Ⅴa区扩大清扫术。如果中央区淋巴结阴性,不推荐进行预防性中央区淋巴结清扫术;对侧颈区淋巴结转移阳性患者应进行改良根治性颈淋巴结清扫术+预防性中央区淋巴结清扫术。

《NCCN指南》与前2个指南比较最大的区别在于:不推荐进行预防性淋巴结清扫术。有研究收集181例cN0患者,将其随机分为全甲状腺切除术+预防性中央区淋巴结清扫术(93例)和全甲状腺切除术不+中央区淋巴结清扫术(88例),两组进行长达5年的观察,结果发现,两组临床结局无显著差异。全甲状腺切除术+预防性中央区淋巴结清扫术组的[131]I治疗率略低于全甲状腺切除术不+中央区淋巴结清扫术组,因此认为,两组患者临床结局相似。《NCCN指南》综合国外最新循证医学证据认为,分化型甲状腺癌手术范围仍存在一定争议。

综上所述,3个指南均对循证医学证据和术者经验进行总结,具有实践价值。中国编写的《甲状腺结节和分化型甲状腺癌诊治指南》立足本国国情和患者特点,提出了具体可行的实践依据,并对按照良性甲状腺疾病进行手术,但术后病理诊断为分化型甲状腺癌的情况进行了讨论,为中国分化型甲状腺癌治疗提供了准则;美国甲状腺学会编写的《成人甲状腺结节与分化型甲状腺癌诊治指南》和《NCCN甲状腺肿瘤指南》对国内外最新的循证医学依据进行了汇总,为甲状腺癌诊疗工作提供了重要参考(表6-1)。

表6-1 不同版指南的手术指征对比

	中国《甲状腺结节和分化型甲状腺癌诊治指南》	《NCCN甲状腺肿瘤指南》
全(近全)甲状腺切除术	**绝对适应证** ·童年期有头颈部放射线照射史或放射性尘埃接触史 ·原发灶最大直径>4cm ·多癌灶,尤其是双侧癌灶 ·不良的病理亚型 ·已有远处转移,须进行术后¹³¹I治疗 ·伴有双侧颈部淋巴结转移 ·伴有腺外侵犯 **相对适应证** 肿瘤最大直径介于1~4cm之间,伴有甲状腺癌高危因素或伴有对侧甲状腺结节	**绝对适应证** ·发现有远处转移 ·甲状腺外浸润 ·肿瘤直径>4cm ·颈部淋巴结转移 ·低分化;血管侵犯 **相对适应证** 有放射暴露史或双侧甲状腺结节者
甲状腺腺叶加峡部切除术	**绝对适应证** 局限于一侧腺叶内的单发分化型甲状腺癌,并且肿瘤原发灶≤1cm、复发风险低、无童年期头颈部放射线接触史、无颈部淋巴结转移和远处转移、对侧腺叶内无结节 **相对适应证** ·局限于一侧腺叶内的单发分化型甲状腺癌,并且肿瘤原发灶≤4cm、复发风险度低、对侧腺叶内无结节 ·微小浸润型滤泡癌	因故无法或拒绝终身使用甲状腺激素替代疗法的患者
中央区淋巴结清扫术	常规进行预防性病灶同侧中央区淋巴结清扫术	如果颈部有肿大淋巴结和(或)穿刺证实有淋巴结转移应进行淋巴结分区清扫;对侧颈区淋巴结转移阳性患者应进行改良根治性侧淋巴结清扫术,增加进行预防性中央区淋巴结清扫术
侧颈区淋巴结清扫术	非中央区淋巴结转移(cN1b)的分化型甲状腺癌患者,应增加进行治疗性侧颈区淋巴结清扫术;部分临床颈部中央区淋巴结转移(cN1a)患者进行择区性颈部淋巴结清扫术	

第七章

分化型甲状腺癌的碘治疗

▶ 甲状腺显像

1.成像原理

甲状腺组织具有摄取和浓聚 ^{131}I 或 ^{99m}Tc 的能力，甲状腺自血液循环中摄取放射性碘或锝后，通过显像仪器在体外显示甲状腺内显像剂的分布,用于观察甲状腺的位置、形态、大小及功能状况。目前,临床常用的放射性核素为碘和锝：① ^{131}I,其半衰期为8天,长短适度,便于储存,甲状腺摄取量大,费用较低,至今仍普遍使用；② ^{99m}Tc,其半衰期为 6h,给药 1h 即可扫描,辐射量低,但甲状腺摄取率也较低。

2.扫描方法

静脉注射 ^{99m}Tc 74~185 MBq(2~5mCi),20min后进行采集,采用真空型准直器或通用平行孔准直器。常规采用前位平面采集。

甲状腺癌转移灶显像：口服 ^{131}I 74~148MBq(2~4mCi),24~48h后进行前位和后位全身显像,采用高能通用型准直器,采集序列同全身骨显像。

3.临床价值

(1)对甲状腺结节良恶性及功能的判断。正常甲状腺呈蝴蝶状,放射性分布均匀,边缘光滑整齐。甲状腺双叶可发育不一致,可形成多种形态的变异,少数可见甲状腺锥状叶变异。根据甲状腺内核素分布情况可观察结节的代谢和功能变化。根据放射性核素摄取的浓度不同,可以将结节分为冷、温、热 3 类。单发热结节主要见于功能自主性甲状腺腺瘤,但也有极少数分化良好的滤泡型甲状腺癌表现为热结节,多发性热结节可见于结节性甲状腺肿,结节功能不一可引起的放射性分布不均；温结节主要见于功能正常的甲状腺腺瘤, 结节性甲状腺肿和慢性淋巴性甲状腺炎也可表现为温结节, 温结节中甲状腺癌的发生率约为 4%；大部分甲状腺结节为冷结节,冷结节主要见于甲状腺癌、甲状腺腺瘤、甲状腺囊肿、出血、钙化及局灶性亚急性甲状腺炎,其恶性率为 10%~20%。文献报道,将冷结节和温结节的病例合并,甲状腺显像诊断甲状腺癌的敏感性可达90%以上,但特异性及阳性预测值均较低,所以单纯甲状腺显像难以判断甲状腺结节性质,应当结合超声检查。

(2)甲状腺癌转移灶的寻找。正常甲状腺组织摄取碘的能力较强,甲状腺残留较多的患者进行 ^{131}I 全身显像寻找甲状腺癌转移灶可以导致假阴性的出现,所以在寻找转移灶之前需通过手术或大剂量 ^{131}I 治疗去除全部正常甲状腺组织。患者进行碘扫描前需忌碘饮食4周,停服甲状腺素4~6周,使促甲状腺素水平达30IU/L以上,对患有严重心脏疾病或精神类疾病而不能停药的患者,可以考虑注射人重组促甲状腺素,以提高转移灶对碘的摄取。有专家认为, ^{131}I 显像可能使肿瘤细胞产生顿抑作用,这是指在进行显像后甲状腺癌细胞和残留甲状腺组织会出现摄碘能力减弱,而且其顿抑程度会随着 ^{131}I 剂量的上升而增加。在正常生理条件下,人体鼻咽部、唾液腺、汗腺、胃肠道、生殖泌尿道及肝脏都可生理性摄取 ^{131}I,导致放射性摄取的升高。女性乳房在哺乳期和非哺乳期都可能摄取 ^{131}I,而习惯用一侧乳房进行哺乳的女性会造成双乳不对称显像。甲状腺滤泡癌、乳头状癌等分化较好的甲状腺癌的原发灶及转移灶通常有较好的摄碘能力,因此当出现甲状腺外异常摄取时即可诊断为转移灶。排除污染等情况,在部分患者中可出现胸部 CT 阴性而碘扫描肺部浓聚的情况,这可能是由于肺部病灶较小、CT 未能检测到所致,此类肺转移患者进行大剂量碘治疗后通常预后较好。碘扫描通常不推荐应用于甲状腺癌术后低危患者的随访监测,当患者出现 Tg 水平升高,或者 Tg 抗体水平进行性升高,而其他传统影像学检查阴性时,进行碘扫描检查有助于发现复发及转移病灶。

▶ ^{18}F-FDG PET -CT 显像

1.成像原理

PET显像剂常用的核素为 ^{11}C、^{13}N、^{15}O、^{18}F等,它们的共同点是进入人体后可以发射正电子,正电子在经过极短的距离后会与细胞内的负电子发生碰撞,产生湮灭辐射,发出 2 个方向相反的 γ 光子。PET 可以通过许多互呈180°的探测器探测到这种光子，采集的信息经过计算机处理，和CT图像进行融合，显示靶区域对显像剂的摄取情况。

^{18}F-FDG PET-CT近年来被越来越广泛地应用于恶性肿瘤的诊断，其主要原理是：^{18}F-FDG是天然的葡萄糖类似物，两者生物学行为相似，都通过葡萄糖转运体进入细胞。进入细胞后正常葡萄糖会进入三羧酸循环，^{18}F-FDG由于分子构象改变，会被己糖激酶转变为6-磷酸脱氧葡萄糖，6-磷酸脱氧葡萄糖无法被1,6-二磷酸葡萄糖异构酶催化从而停留在细胞内。除心、脑外大部分正常组织细胞膜上葡萄糖转运体表达较低外，恶性肿瘤代谢较快并且葡萄糖转运体表达较高，其在PET显像上表现为局部的高浓度摄取。

2.扫描方法

PET-CT检查前24h内患者禁用咖啡、香烟、酒和抗组胺药物、阿司匹林、地西泮等，禁止剧烈运动及重体力劳动，检查前禁食4~6h，检查当日禁止滴注含糖的液体和药物。患者血糖应低于11.1mmol/L，在注射^{18}F-FDG 2h内使用胰岛素会增加葡萄糖在肌肉或其他软组织的吸收，影响图像质量，因此，应用胰岛素或降糖药物最好与注射^{18}F-FDG间隔4h以上。成年患者按0.1~0.2mCi/kg剂量静脉注射^{18}F-FDG，之后嘱患者大量饮水，安静休息50~60min后进行PET-CT全身显像，在显像前排空膀胱。

3.甲状腺癌的PET-CT征象

^{18}F-FDG PET-CT显像上正常甲状腺表现为两叶对称分布均匀的低FDG摄取，无局灶性FDG升高或降低区。而在PET-CT上甲状腺癌原发灶的典型表现为形态不规则、边界不清的不均匀密度降低区，增强见不均匀强化，PET显像呈团块状或不规则样FDG高摄取，其内可散在钙化，如果有低密度坏死区则呈低FDG摄取，病变与周围组织分界欠清。转移淋巴结通常为圆形或椭圆形，多呈环形强化，PET显像可见FDG高摄取，大小可无明显增大。远处转移以肺、骨多见。肺转移表现为双肺散在分布的类圆形结节，大者可表现为FDG高摄取，微小结节也

可无明显 FDG 摄取。骨转移灶可为溶骨性、成骨性及混合性,溶骨性病灶多呈 FDG 高摄取,成骨性病灶可无明显 FDG 摄取。部分分化良好的甲状腺癌 FDG 摄取能力较差,PET-CT 上未见明显 FDG 摄取。

4. ^{18}F-FDG PET-CT 显像在甲状腺癌上的应用价值

病灶对 ^{18}F-FDG 的摄取与甲状腺癌的病理类型有关。高分化型甲状腺癌细胞膜表面存在钠碘泵,它可将碘摄取进肿瘤细胞内,其细胞代谢及增殖通常较缓慢,FDG 摄取能力较差;而在分化较差的甲状腺癌中,其细胞代谢及增殖加快,碘摄取能力减低而 FDG 摄取能力升高。所以 PET-CT 通常不推荐用于高分化型甲状腺癌的术前评估及随访监测。低分化型甲状腺癌病灶的糖代谢较活跃,PET-CT 检查有利于进行更准确的分期及发现远处转移病灶。

^{18}F-FDG PET-CT 是否应该应用于甲状腺癌原发灶的诊断尚有争议。最近的一项 Meta 分析表明,PET-CT 对甲状腺癌原发灶诊断的敏感性为95%,特异性为48%,阳性预测值为39%,阴性预测值为96%。PET-CT 的假阴性率极低,所以其有助于筛选出能从手术中获益的患者。但由于假阳性率高达50%,阳性的PET-CT结果并不能确诊为甲状腺癌。而有些研究显示,超声联合 PET-CT 并不能提高对甲状腺结节诊断的准确率。^{18}F-FDG PET-CT 对甲状腺癌患者预后的判断有一定价值。肿瘤细胞通常通过葡萄糖转运体摄取葡萄糖,而表达葡萄糖转运体越多的甲状腺癌细胞,其 FDG 摄取越明显,恶性程度越高,患者预后越差。而且随着甲状腺癌原发病灶 SUV 值的升高,患者发生颈部淋巴结转移的概率也呈上升趋势。^{18}F-FDG PET-CT 能为评估病灶的恶性程度提供更多信息,但其是否应该应用于甲状腺癌原发灶的诊断尚需更多研究。

淋巴结转移在甲状腺癌中非常常见,而淋巴结转移的区域直接影响手术方案的制订。有文献显示,^{18}F-FDG PET-CT 对甲状腺癌淋巴结转移的敏感性为60%~85%,特异性可达90%以上。与超声相比,PET-CT可以提供全身的淋巴结转移信息,比如纵隔淋巴结、咽旁淋巴结等,所以联合超声及 PET-CT 检查有可能为手术方案提供更多的指导。

^{18}F-FDG PET-CT 通常不作为甲状腺癌术后随访检测的手段,但如果怀疑患者出现病情进展或复发而常规影像学检查结果为阴性的时候,PET-CT 检查有可能提供更多的病灶信息。在甲状腺髓样癌中,如果甲状腺切除术后的患者出现血降钙素的升高, 传统的影像学手段通常难以确诊,进行 PET-CT 检查可以提高诊断的准确性。ATA 指南推荐将 PET-CT 应用于甲状腺癌术后,^{131}I 治疗后碘扫描阴性而甲状腺球蛋白水平渐进性升高的患者。文献报道,PET-CT 应用在此类型患者中,其敏感性为88.5%,特异性为84.7%。而且通过停服甲状腺素来提高TSH水平有助于提高 PET-CT 诊断的准确性。^{18}F-FDG PET-CT 的结果也可预测患者的生存期。有研究显示, 在碘治疗后有远处转移的甲状腺癌患者中,病灶的 SUV 值是其独立预后因素,随着 SUV 值的升高,患者生存期呈降低趋势。

▶ 碘-131(^{131}I)治疗分化型甲状腺癌

分化型甲状腺癌(DTC)起源于甲状腺滤泡上皮细胞,主要包括甲状腺乳头状癌(PTC)和甲状腺滤泡癌(FTC)。大部分 DTC 进展缓慢,近似良性病程,10年生存率高,但某些组织学亚型,如PTC的高细胞型、柱状细胞型、弥漫硬化型、实体亚型、FTC 的广泛浸润型等易发生甲状腺腺外侵犯、血管侵袭和远处转移,复发率高,预后相对较差。

^{131}I 是治疗 DTC 的重要手段,随着 DTC 发病率的逐渐升高,近年来对 ^{131}I 治疗该疾病的理念不断更新。

1.^{131}I 治疗 DTC 的临床价值

^{131}I 已成为 DTC 术后治疗的主要手段之一。^{131}I 治疗 DTC 一是采用 ^{131}I 清除手术后残留的甲状腺组织(简称"清甲");二是采用 ^{131}I 清除手术不能切除的 DTC 转移灶。

DTC 手术后 ^{131}I 清甲的意义如下:

(1)利于术后随访监测:^{131}I 可清除手术残留或无法切除(如出于保

护甲状旁腺、喉返神经等)的正常甲状腺组织,以利于对 DTC 患者进行血清 Tg 监测,并提高 ^{131}I 全身显像(WBS)诊断摄碘性 DTC 转移灶的灵敏度。

(2)清甲是清灶治疗的基础,有利于术后 ^{131}I 的清灶治疗:残余的正常甲状腺组织对 ^{131}I 的摄取要高于 DTC 病灶,清甲的完成有助于 DTC 转移灶更有效地摄碘。

(3)有利于DTC 术后的再分期:清甲后的 ^{131}I WBS 及 SPECT/CT 融合显像可发现部分摄 ^{131}I 的颈部淋巴结转移甚至远处转移灶,并因此改变 DTC 的分期和风险分层,指导后续的 ^{131}I 清灶治疗及制订随访计划。

(4)辅助治疗潜在的 DTC 病灶:DTC 常具有双侧、微小多灶性、局部潜伏及发展期长、复发率高的特点。清甲治疗对术后可能残存的癌细胞有清除作用,包括隐匿于术后残留甲状腺组织中的微小癌病灶、已侵袭到甲状腺以外的隐匿转移灶、因病情不允许或手术无法切除的潜在 DTC 病灶等。

DTC 术后经 ^{131}I 治疗可以取得很好的疗效,能改善预后,包括延缓复发时间、降低复发率、减少远处转移等。与手术+TSH 抑制治疗模式相比,手术+^{131}I 清甲+TSH 抑制治疗模式使 DTC 的复发率和病死率明显降低。^{131}I治疗后DTC患者的10年总体生存率为92.38%,其中,颈淋巴结转移组10年生存率为98.09%,肺转移组为87.50%,骨转移组为80.41%。因此,^{131}I 治疗可明显提高患者无复发生存率、无进展生存率和无疾病生存率。部分低危 DTC 患者并不能从清甲治疗中获益。

^{131}I 治疗有其局限性,DTC 患者的发病年龄、病灶对 ^{131}I 的摄取和存留时间、辐射敏感性、患者对 ^{131}I 多次治疗的不良反应等因素都会影响治疗效果。^{131}I 对部分高危 DTC 的治疗作用有限,原因为远处 DTC 转移或处于进展期的 DTC 细胞多数已发展为失分化状态,摄取和滞留 ^{131}I 的能力差。在治疗过程中,约有1/3的复发及转移性病灶发生失分化,DTC 细胞钠/碘协同转运体(NIS)、Tg 及促甲状腺激素受体(TSHR)基因的表达下降,摄碘功能下降,甚至丧失。

2.^{131}I 清甲治疗

(1)^{131}I 清甲治疗的适应证与禁忌证：对于术后患者应根据病理结果,综合评估是否有周围组织侵犯、淋巴结转移、远处转移,以及患者的意愿等,根据评估结果确定是否进行清甲治疗。对存在癌组织周围组织明显侵犯(术中可见)、淋巴结转移或远处转移(如肺、骨、脑等器官)者须进行 ^{131}I 清甲治疗。

肿瘤较小(≤1cm),没有周围组织的明显侵犯、淋巴结转移及其他侵袭性特征者可不推荐进行 ^{131}I 清甲治疗, 但如果甲状腺组织已经全切,为了方便随诊,可以进行 ^{131}I 清甲治疗,这些患者的残留甲状腺组织被清除后,在随访中可以通过检测 Tg 及 ^{131}I WBS 了解 DTC 的复发和转移,简化随诊检查内容。

^{131}I治疗的禁忌证:①妊娠期和哺乳期妇女;②计划6个月内妊娠者。

(2)^{131}I 清甲治疗前评估及准备:^{131}I 清甲治疗前评估包括测定甲状腺激素、TSH、Tg、甲状腺球蛋白抗体(TgAb)、血常规、肝肾功能、颈部超声、心电图、胸部 CT 或胸部 X 线检查等。

有清甲治疗适应证,但在治疗前评估中发现残留甲状腺组织过多,应建议再次手术,尽量切除残留甲状腺组织,否则清甲效果较差,可能需要多次清甲治疗才能完全清除残留甲状腺组织。清甲治疗虽然可能清除残留甲状腺,但不推荐以此替代手术。如在清甲治疗前的评估中发现可采用手术方法切除的 DTC 转移灶,也应先进行再次手术。

在患者有再次手术的禁忌证或拒绝再次手术时, 或外科医生评估后认为不适合再次手术者,可考虑直接进行清甲治疗。对残留较多甲状腺组织的患者进行清甲治疗时要注意预防颈前水肿、放射性甲状腺炎,可给予糖皮质激素,或采用较低剂量分次清甲的方法。一般状态差、伴有其他严重疾病或其他高危恶性肿瘤者,先纠正一般状态,治疗伴随疾病,之后再考虑进行清甲治疗。

正常甲状腺滤泡上皮细胞和 DTC 细胞的胞膜上表达 NIS, 在 TSH 刺激下可使其摄取 ^{131}I。因此,清甲治疗前需要升高血清 TSH 水平。当血清 TSH>30mU/L 可明显增加 DTC 肿瘤组织对 ¹³¹I 的摄取。两种方法可升高 TSH 水平:升高内源性 TSH 水平和给予外源性 TSH。

升高内源性 TSH 的方法是:术后不服用甲状腺素药物,约术后 4 周进行 ¹³¹I 清甲治疗,或术后服用甲状腺素药物,择期停药进行 ¹³¹I 清甲治疗。术后补充甲状腺激素再停药与不补充甲状腺激素(术后 3~4 周)接受 ¹³¹I 治疗,对患者伤口恢复、¹³¹I 疗效和不良反应的发生无明显区别。

给予外源性 TSH 的方法:给予重组人促甲状腺激素(rhTSH)提高患者血清 TSH 水平,该方法可以避免停用甲状腺素后出现甲状腺功能减退所带来的不适。

¹³¹I 的疗效有赖于进入残留甲状腺组织和 DTC 病灶内的 ¹³¹I 的剂量。由于人体内稳定碘离子与 ¹³¹I 竞争进入甲状腺组织和 DTC 病灶,因此,患者在治疗前需低碘饮食(<50μg/d)至少1~2周,要特别注意避免增强 CT 检查。

实施清甲治疗前,育龄妇女推荐进行妊娠测试。此外,应了解治疗目的、实施过程、治疗后可能出现的不良反应等,并接受辐射安全防护指导。

(3)¹³¹I清甲治疗剂量:清甲剂量一般给予¹³¹I 1.11~3.7GBq。如颈部残留手术未切除的 DTC 组织、伴有颈部淋巴结或远处转移,但无法手术或患者拒绝手术的、全甲状腺切除术后不明原因的血清 Tg(尤其是刺激性 Tg)水平升高者,清甲治疗的同时应兼顾清灶治疗,¹³¹I 剂量为 3.7~7.4GBq。对于青少年、育龄妇女、高龄患者和肾脏功能轻、中度受损的患者可酌情减少 ¹³¹I 的剂量。

(4)清甲治疗的短期不良反应及处置。治疗剂量的 ¹³¹I 会导致不同程度的放射性炎性反应,尤其是残留甲状腺组织较多时更为明显。为减轻局部症状,可口服糖皮质激素类药物。清甲治疗后短期(1~15 天)内常见的不良反应包括乏力、颈部肿胀和咽部不适、口干甚至唾液腺肿痛、味觉改变、鼻泪管阻塞、上腹部不适甚至恶心、尿道损伤等。

有研究显示,在 ¹³¹I 治疗期间服用酸性糖果或维生素 C 片、嚼无糖口香糖、按摩唾液腺或补液等,可减轻唾液腺的辐射损伤。一般在口服 ^{131}I 24h 内开始含服酸性糖果或维生素 C,连续 3 天。

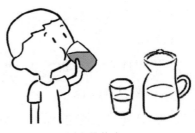

大量饮水

大量饮水、多排尿、服用缓泻剂等有助于减轻腹腔和盆腔的辐射损伤,但需注意可能引发的电解质紊乱。合并其他慢性疾病和(或)高龄 DTC 患者,持续甲减加上清甲后 ^{131}I 的损伤,其基础疾病病情可能在短期内加重,需密切观察并及时处理。

另外,清甲治疗后短期内患者可能会出现一些心理方面的改变,如无聊感、焦虑、失眠、恐惧等,这并非 ^{131}I 的直接损伤,主要源于治疗实施过程中的一些因素(如辐射防护隔离、甲减逐渐加重、其他疾病影响等)。上述症状常能自行缓解,也可做相应对症处理。

(5)^{131}I 清甲治疗后全身显像(Rx–WBS)的意义:一般在 ^{131}I 清甲治疗后 2~10 天内进行 Rx–WBS。10% 的患者会因 Rx–WBS 发现新病灶而改变清甲治疗前的肿瘤分期。9%~15% 的患者会根据 Rx–WBS 的结果调整后续治疗方案。因此,Rx–WBS 是对 DTC 进行再分期和确定后续 ^{131}I 治疗适应证的基础。采用 ^{131}I SPECT/CT 检查可以进一步提高 Rx–WBS 诊断的准确性。

(6)^{131}I 清甲治疗后的甲状腺素治疗:通常清甲治疗后 24~72h 开始(或继续)口服甲状腺素,常规用药为左甲状腺素 L–T4。而清甲前残留较多甲状腺组织者,其清甲的 ^{131}I 能破坏甲状腺组织,使甲状腺激素释放入血,故 L–T4 治疗的起始时间可适当推迟,年长或伴有基础疾病者补充 L–T4 的剂量宜逐步增加。

(7)清甲治疗的短期随诊及疗效评价:清甲治疗 1~3 个月后应常规随诊,进行甲状腺激素、TSH、Tg、TgAb 水平监测,及时了解 Tg 变化,调整甲状腺素剂量,将 TSH 控制至相应的抑制水平。必要时加做颈部超声监测可疑的转移淋巴结经 ^{131}I 治疗后的变化。^{131}I 治疗 6 个月左右,可进行清甲是否成功的评估。随访前应停用 T4 3~4 周或者三碘甲腺原氨酸（T3）2 周。

清甲成功的判断标准：^{131}I 显像提示甲状腺床无放射性浓聚或停用 T4 后刺激性 Tg<1μg/L。

DTC 完全缓解的标准。甲状腺手术后进行放射性碘清除残余甲状腺组织的患者要满足如下标准，被认为肿瘤完全缓解：①没有肿瘤存在的临床证据；②没有肿瘤存在的影像学证据；③清甲治疗后 ^{131}I WBS 没有发现甲状腺床和床外组织摄取 ^{131}I；④在无 TgAb 干扰时，在用甲状腺激素抑制治疗情况下检测不到血清 Tg，在 TSH 刺激情况下 Tg<1μg/L。

如清甲成功且未发现转移则每年随访 1 次，若发生转移，应尽早安排治疗。

（8）重复 ^{131}I 清甲的指征和方法：首次清甲后仍有残留甲状腺组织者，为达到完全清甲的治疗目标，可进行再次清甲治疗。再次清甲的 ^{131}I 剂量确定原则与首次治疗相同。

部分患者单次清甲治疗不能完全清除残留甲状腺，多见于清甲治疗前残留甲状腺组织较多、残留甲状腺组织和 DTC 病灶摄取 ^{131}I 不充分（因体内存在大量的稳定碘）、清甲所用 ^{131}I 剂量不足、对 ^{131}I 辐射敏感性低等。

3.^{131}I 清除 DTC 转移性病灶（清灶）

（1）^{131}I 清灶治疗的作用：随访中发现的转移灶可能是初次清甲治疗后残留的病灶，也可能是新发病灶。局部复发或转移可发生于甲状腺床、颈部软组织和淋巴结，远处转移可发生于肺、骨、脑等。

由于 DTC 转移性病灶（包括局部淋巴结转移和远处转移）具有摄取 ^{131}I 的能力，^{131}I 发出的 β 射线杀伤或摧毁 DTC 病灶，使患者的病情得到缓解或清除病灶。清灶治疗的疗效与转移灶摄取 ^{131}I 的程度和 ^{131}I 在病灶中的滞留时间直接相关，还受到患者年龄、转移的大小和部位、病灶对 ^{131}I 的辐射敏感性等因素的影响。

年轻患者获得治愈的可能性较大，软组织和肺部的体积小的病灶易被清除;已形成较大体积、实质性肿块的转移灶或合并骨质破坏的骨转移灶,即使病灶明显摄取 ^{131}I,也应优先考虑手术,术后再根据病情辅以 ^{131}I 治疗。手术后复发、手术未能完全切除的病灶和侵犯气道病灶手术后仍残留者均建议进行 ^{131}I 治疗。

(2)清灶治疗前准备:患者准备同清甲治疗,在治疗前建议对患者的病情进行评估,制订相应后续治疗方案。

(3) 淋巴结转移病灶的治疗: 颈部淋巴结是 DTC 最常见的转移部位,尤其是 DTC 患者,既可能发生肿瘤同侧淋巴结转移,也可能发生双侧淋巴结转移。锁骨上区、纵隔区也是淋巴结转移的好发部位。^{131}I 是治疗DTC淋巴结转移的有效方法之一,其前提是病灶摄取^{131}I。经过治疗后多数患者病情得到缓解,转移的淋巴结病灶部分或大部分消失,甚至全部消失。单一的淋巴结转移病灶宜采用手术切除,经多次 ^{131}I 治疗后残留的单个淋巴结病灶也可手术切除。给予的^{131}I的剂量一般为3.7~5.55 GBq。

(4)肺转移病灶的治疗。DTC 肺转移有多种表现:①单发结节;②多发小结节(直径≤1cm);③多发大结节;④双肺弥漫性转移等。多发小结节经 ^{131}I 治疗效果较好,大多数患者经过多次治疗后转移病灶消失,达到临床治愈。多发大结节转移病灶治疗效果不如多发小结节,但大多数患者治疗后结节体积缩小,部分消失,临床病情得到明显缓解。

因此,肺转移患者只要病灶能摄取^{131}I,就是治疗的指征。双肺弥漫性转移者,经过多次治疗后,由于肺组织受到弥漫性照射,可能导致肺纤维化,应注意减少 ^{131}I 的给予剂量。一般来说,决定肺转移治疗疗效的影响因素为:①转移病灶的大小;②摄碘能力;③转移病灶的稳定性。

肺转移^{131}I治疗剂量为5.5~ 7.4GBq。大剂量^{131}I治疗后的罕见并发症是放射性肺炎和肺纤维化。

DTC 肺转移患者 ^{131}I 治疗后应注意观察其疗效, 推荐胸部 CT 作为主要方法之一。应综合各种因素做出疗效评估,根据评估结果制订治疗方案。

(5)骨转移病灶的治疗:^{131}I 对骨转移病灶治疗的效果不如肺转移病

灶,但大部分患者经过治疗后病情稳定,部分患者的转移病灶数量可减少或消失。虽然 ^{131}I 很难将骨转移灶治愈,但可以缓解症状,提高生活质量,延长生存期,故对摄碘的骨转移灶应考虑进行 ^{131}I 治疗。孤立的有症状的转移灶应考虑完全性外科手术切除,特别是病情进展缓慢的患者。不能手术切除的疼痛病灶可以单独或联合采用如下治疗方法: ^{131}I、外照射、血管内栓塞、射频切除、二磷酸盐药物治疗、椎体成形术等。

骨转移灶伴有急性肿胀可能导致严重疼痛、骨折或神经系统并发症,可采用外照射并同时使用糖皮质激素,以缓解潜在的 TSH 刺激和(或)外照射所引起的症状。对于骨痛患者可给予 ^{89}Sr 等放射性药物治疗。无症状、不摄碘、对邻近关键组织结构无威胁的稳定期骨转移灶,目前无充分证据支持进行 ^{131}I 治疗。

(6)神经系统转移病灶的治疗:脑转移多见于进展期老年患者,预后很差。外科手术切除和外照射是主要治疗手段。不管中枢神经系统转移灶是否摄碘,都应当首先考虑外科手术。不适合外科手术的中枢神经系统转移灶应考虑精确外放疗,多灶性转移可考虑全脑和全脊髓放疗。

^{131}I 是治疗脑转移的方法之一,但经 ^{131}I 治疗后可引起肿瘤周围组织的水肿,特别是脑内多发转移或肿瘤体积较大时,脑水肿症状明显,严重者可出现脑疝,威胁患者生命。因此,在给予 ^{131}I 治疗时应同时给予糖皮质激素,并密切观察脑水肿病情的变化,给予相应的治疗。

^{131}I 是治疗 DTC 转移病灶的有效方法。但部分患者病情复杂或进展较快,联合多学科、多种治疗方法能够提高治疗效果,缓解病情,延长患者的生存期。建议结合患者病情考虑 ^{131}I 联合手术、外放射治疗、其他放射性治疗药物等综合治疗。对经过多次 ^{131}I 治疗后、病情相对稳定但疗效不显著的患者要注意放射性剂量的累加对患者造成的潜在风险。对病情稳定、疗效进展缓慢的患者,宜适时评估病情,制订相应的治疗方案,带瘤生存也是可选择的方案。

(7)清灶治疗的疗效评价和随访:首次 ^{131}I 清灶治疗应在 ^{131}I 清甲至少3个月后进行。对单次清灶治疗的 ^{131}I 剂量尚有争议。常用剂量为3.7~

7.4GBq,最多不宜超过9.25GBq。重复治疗时 ^{131}I 剂量的确定与首次治疗相同;重复治疗的次数和累积 ^{131}I 总量没有严格限制,主要根据病情需要和患者身体情况而定,重复治疗间隔时间为6~12个月。

清灶治疗6个月后,可进行疗效评估。如治疗有效(血清Tg持续下降,影像学检查显示转移灶缩小、减少),可重复进行清灶治疗。若清灶治疗后血清 Tg 仍持续升高, 或影像学检查显示转移灶增大、增多,或 ^{18}F-FDG PET 发现新增的高代谢病灶,应重新评估患者病情后决定是否继续 ^{131}I 治疗。

DTC 患者经手术治疗和 ^{131}I 完全去除甲状腺后,在接受甲状腺激素治疗的情况下,血清Tg浓度低于1μg/L为完全缓解,仍需要长期随访。随访中重点观察 Tg 水平。如抑制性 Tg>5μg/L(即服用甲状腺素抑制 TSH 治疗时),应进行 ^{131}I 全身显像以寻找可能存在的复发或转移灶。如果发现转移病灶应进行 ^{131}I 清灶治疗。

抑制性Tg>10μg/L,但影像学检查未发现病灶,可经验性给予3.7~7.4GBq ^{131}I治疗;如治疗后 ^{131}I Rx-WBS发现病灶或血清Tg水平降低,可重复进行 ^{131}I治疗,直至病灶缓解或无反应,此后以TSH抑制治疗为主。

4.TSH 抑制治疗

(1)TSH 抑制治疗的作用:TSH 水平是甲状腺癌复发及病死率的独立预测因素,两者间呈正相关的关系。TSH 抑制治疗是指手术后或清甲治疗后应用甲状腺激素将 TSH 抑制在正常低限或低限以下, 甚至检测不到,一方面补充 DTC 患者所缺乏的甲状腺激素,另一方面抑制 DTC 细胞生长。此治疗方法可明显降低甲状腺癌复发和死亡的风险,提高患者的生存率,改善患者的生存质量。TSH 抑制治疗不是单纯的甲状腺激素替代治疗,是一种新的治疗理念。

TSH 抑制治疗用药首选 L-T4 口服制剂。甲状腺片中甲状腺激素的剂量和T3/T4 比例不稳定,可能带来 TSH 波动,因此,不建议在长期抑制治疗中作为首选。

(2)TSH 抑制治疗的目标:研究表明,TSH 抑制治疗可使 DTC 术后复发率显著降低,患者的生存时间显著延长。TSH抑制水平与DTC的复发、转移和相关死亡的关系密切。TSH>2mU/L时癌症相关死亡增加,复发风险升高。高危DTC患者当TSH<0.1mU/L时,肿瘤复发、转移及病死率均显著降低。低危DTC患者的TSH应抑制在0.1~0.5mU/L,当TSH<0.1mU/L时,无额外收益。而某些分化低的DTC的生长、增殖并非依赖于TSH,对此类患者,即使将TSH抑制到很低水平,仍难减缓病情进展。

目前临床上主要根据患者的危险分层来决定TSH抑制的水平,中、高危DTC患者TSH抑制至< 0.1mU/L,低危DTC患者TSH抑制在0.1~0.5mU/L。

(3)在TSH抑制治疗时L-T4剂量的调整:对患者个体而言,抑制治疗的L-T4剂量就是达到TSH抑制目标。对已清除全部甲状腺的DTC患者,抑制治疗的L-T4剂量通常高于单纯替代剂量。在老年患者中,达到TSH抑制的L-T4剂量较年轻人低20%~30%,因老年人甲状腺激素外周降解率较低。

L-T4的起始剂量视患者年龄和伴发疾病情况而异。L-T4最终剂量的确定有赖于血清TSH的监测。L-T4剂量调整阶段,约每4周测1次TSH达标后应定期复查甲状腺功能,以保证TSH维持于目标范围。早餐前空腹顿服L-T4最利于维持稳定的TSH水平。部分患者需要根据冬夏季节TSH水平的变化调整L-T4的用量(冬增夏减)。应在间隔足够长的时间后服用某些特殊药物或食物:与维生素、滋补品间隔1h,与含铁、钙食物或药物间隔2h,与奶、豆类食品间隔4h,与降脂药物间隔 12h。

5.[131]I治疗防护原则

根据相关法规,[131]I单次治疗剂量超过400MBq,应为患者建立辐射隔离区。辐射隔离的时间至少不低于48h。为保证患者和医疗工作人员的辐射安全,[131]I治疗场所设计要符合相关法规的要求。住院隔离区的设计和监控基本要求为:隔离区患者间宜有适当的距离防护。为方便应急处理,应设计紧急隔离病室,方便在屏蔽防护下对患者的紧急情况进行处理。

专用病房区的专用放射性下水管和污物处理装置需符合相关法规

要求。

6.[131]I 全身显像

^{131}I–WBS 是 DTC 患者随访中常规应用的影像学检查方法，也是决定患者进一步治疗方案的最主要方法之一。该检查前常需停用甲状腺激素 2~4 周，使患者血清 TSH 水平达 30mIU/L 以上，以获得较好的病灶检出率。

第八章

分化型甲状腺癌的内分泌抑制治疗

▣▶ 分化型甲状腺癌内分泌抑制治疗的原理

　　垂体–甲状腺轴是人体内重要的内分泌系统反馈轴。垂体分泌的促甲状腺激素(TSH)能够与甲状腺细胞上的 TSH 受体结合,一方面促进甲状腺细胞摄碘、合成甲状腺激素、维持人体正常的新陈代谢,另一方面促进甲状腺细胞的增殖和生长。分化型甲状腺癌(DTC)细胞保留了部分正常甲状腺细胞的特性,包括 TSH 受体的表达,因此,TSH 也可以刺激 DTC 的增殖和生长,成为肿瘤进展、复发或转移的病理生理基础。鉴于 DTC 的"内分泌激素(TSH)依赖性"特点,在患者手术后,利用甲状腺激素对垂体 TSH 的负反馈抑制作用,给予患者足够剂量的甲状腺激素,可以将 TSH 抑制到某一水平之下,从而避免 TSH 对可能残存的甲状腺癌细胞生长的刺激,降低肿瘤进展或复发、转移的风险。这就是 DTC 的内分泌抑制治疗即 TSH 抑制治疗的基本原理。

▣▶ 分化型甲状腺癌内分泌抑制治疗的发展史

　　最早关于 TSH 抑制治疗的记载应追溯到 1937 年。在当年的英国伦敦医学会讲座中,来自外科的 Dunhill 医生提及 2 个病例,他们均于儿童期被确诊为 DTC 并接受手术治疗,分别在 13 岁和 22 岁时肿瘤复发,给予他们大剂量干甲状腺片,其复发病灶逐渐消失。不过,Dunhill 医生并未给出治疗的理论依据。20 世纪 40 年代,放射性碘(RAI)被用于治疗 DTC。医生们在临床实践中发现,TSH 可以刺激甲状腺组织摄取 RAI,因此,围 RAI 治疗期的甲减被视为可以增加 RAI 疗效的"好帮手",然而有些医生报道在甲减期间 DTC 患者的转移灶快速生长。1954 年,出现了第一篇应用甲状腺激素抑制甲状腺癌转移灶生长的正式报道,发表于著名的《柳叶刀》杂志。这是 1 例 37 岁甲状腺癌肺转移的患者,Balme 医生给予其左甲状腺素钠片(L-T4)700μg/d,患者对 RAI 的摄取由 56% 降至 0;停药 4 周后,RAI 摄取回升至 20%;再次给予 L-T4 500μg/d,RAI 再次降至 0,肺功能明显改善。Balme 医生在文中提出,L-

T4 可能是通过抑制 TSH 而抑制甲状腺癌肺转移的进展。

最早在临床中倡导和推广 TSH 抑制治疗的是两位外科医生。1955 年，美国克利夫兰诊所的 Crile Jr. 医生注意到 1 例甲状腺 Hürthle 细胞癌患者的病情变化,在其伴随甲亢的 2 年中,肺转移稳定;后经 RAI 治疗后该患者出现甲减，转移灶迅速进展后患者死亡。这个病例促使 Crile Jr. 医生思考,并提出甲状腺癌和乳腺癌类似,是一种激素依赖性肿瘤,即 TSH 升高可以促进甲状腺癌进展。随后,他给予 7 例已有远处转移的甲状腺癌患者干甲状腺片（3~4 粒/天）治疗,5 例肺转移改善,2 例骨转移稳定。基于这样良好的治疗效果,TSH 抑制治疗在克利夫兰诊所推广开来。另一位外科医生 Thomas Jr. 于 1957 报道,术后发生远处转移的 DTC 患者经 120~300μg/d 甲状腺片治疗后,2 例病情缓解,2 例转移灶消失。他也提出甲状腺癌的内分泌依赖性,但反对甲状腺癌患者长期 TSH 升高,提倡开展 TSH 抑制治疗。

1980 年,Carayon 等的研究发现,DTC 细胞保留了一部分正常甲状腺细胞的功能,可表达 TSH 受体,TSH 与其结合后,可刺激癌细胞的生长,这为 TSH 抑制治疗的合理性提供了理论依据。同期,前面提到的 Crile Jr. 医生对克利夫兰诊所的 TSH 抑制治疗经验进行了多次总结：术后常规给予干甲状腺片(2~3 粒/天)抑制 TSH,可将 DTC 复发率降低 50%;对 TSH 抑制治疗反应最好的是乳头状甲状腺癌(PTC)、年轻、肺转移的患者,而未分化甲状腺癌对此治疗无效;甲状腺癌的摄碘能力与抑制治疗效果密切相关。1991 年,Thomas Jr.医生发表了首篇 TSH 抑制治疗的综述。

回顾 20 世纪 90 年代之前 TSH 抑制治疗的研究历程，有这样几个特点:外科医生是 TSH 抑制治疗的创始者和倡导者;以病例报道和小规模临床观察为主;治疗对象主要是有远处转移的甲状腺癌患者;用于抑制治疗的干甲状腺片或 L-T4 剂量为超生理剂量; 受 TSH 检测手段所限,TSH 抑制的具体程度没有详细量化;对疗效的关注超过对副作用的关注。应该说,这一时期尚处于 TSH 抑制治疗的"经验医学阶段"。

1994 年,2 名美国内分泌科医生 Mazzaferri 和 Jhiang 在美国医学会杂志上发表了 1355 例 DTC 患者的 30 年随访结果，这些患者的 10 年、20 年和 30 年生存率分别为 91%、83% 和 76%，有 289 例出现肿瘤复发。在随访中发现，术后应用甲状腺激素治疗显著降低了 DTC 的复发率和转移率。这项大样本研究具有里程碑意义，因为它的结果提示，术后 TSH 抑制治疗不仅可以用于已经发生远处转移的患者，还可使 DTC 患者在减少肿瘤进展事件上获益。这一研究成为日后在 DTC 中广泛实施 TSH 抑制治疗的最重要的循证医学证据之一。

至此，TSH 抑制治疗的有效性有了大样本研究的依据，接下来受到关注的问题就是，应当将 TSH 抑制到多少——是抑制到正常范围？还是某一数值以下？还是抑制到检测不出的水平？随着敏感 TSH 检测试剂的发展和普及，20 世纪 90 年代后期开始出现 TSH 抑制目标的循证研究。

在探讨 TSH 抑制治疗获益切点值的同时，学者们也开始关注 TSH 抑制治疗的副作用，因为 TSH 抑制是相对长期的治疗手段，如果将抑制目标设定在正常范围以下，势必导致患者处于亚临床甲状腺功能亢进状态。

基于对 TSH 抑制治疗获益和副作用认识的逐渐深入，2010 年 Biondi 和 Copper 首次提出，对 DTC 患者，应综合考虑肿瘤的复发风险和 L-T4 治疗的副作用风险，制订个体化的 TSH 抑制目标。如果患者复发风险低而 L-T4 治疗的副作用风险较高，则可放宽抑制治疗的 TSH 靶目标。

总结 20 世纪 90 年代之后 TSH 抑制治疗的临床经验，人们在循证医学的基础上，对 TSH 抑制目标有了更多的认识，从过去的超大剂量 L-T4 完全抑制 TSH，到提出低危 DTC 患者不需要将 TSH 抑制太低，再到倡导根据双风险评估制订个体化抑制目标，这种治疗理念的变化不盲目、不极端，堪称临床医学进步的一个缩影。

▶▶▶ 目前对分化型甲状腺癌内分泌抑制治疗靶目标的推荐

了解了 TSH 抑制治疗的发展史后，不难理解对于 TSH 抑制治疗靶目标的设定，也经历了不断认识、不断优化的历程。早期提出 TSH 抑制治疗概念的时候,应用的是超生理剂量的甲状腺激素,将 TSH 降至远低于正常值下限,甚至检测不出,这种"抑制"以"正常下限"为参照。而随着对抑制治疗认识的不断深入,如今已经摒弃了所有 DTC 患者均要极度抑制 TSH 的观念。国内外指南的推荐中,对部分患者尤其是低危 DTC者,TSH 抑制的靶值已经落入 TSH 正常参考范围之内,也就是说,这种"抑制"是相对于单纯术后甲状腺激素替代治疗而言的——"抑制"是要将 TSH 保持在一个比较低的水平,而"替代"只要纠正甲状腺功能减退,使 TSH 达到正常范围即可。因此,目前提倡的 TSH 治疗目标,既要不刺激肿瘤细胞的生长,又要尽量避免过度抑制带来的副作用。

在 2012 年中国编写的《甲状腺结节和分化型甲状腺癌诊治指南》中,吸纳了当时可得到的 TSH 抑制治疗领域的循证证据,对成人 DTC术后的 TSH 抑制治疗目标做出了"基于 DTC 患者的肿瘤复发危险度和TSH 抑制治疗的副作用风险(表 8-1),设立 DTC 患者术后 TSH 抑制治疗的个体化目标"的推荐(表 8-2),对复发风险低危的 DTC 患者不建议将TSH 抑制过低(术后 1 年内正常范围下限;1 年后、5~10 年内<2.0mU/L;5~10 年后正常范围内),以帮助 DTC 患者在抑制治疗的获益和风险上、在疾病控制和生存质量上达到最佳平衡。这体现了对 TSH 抑制治疗的理性化、精细化管理。

在另一个国际上影响力较大的分化型甲状腺癌诊治指南——《美国甲状腺学会指南》中,2009 版并没有提出双风险评估和靶目标值设定的推荐。时隔 6 年,在 2015 年推出的更新版《甲状腺结节和分化型甲状腺癌诊治指南》中,对术后 TSH 抑制治疗的目标进行了修订。与我国2012 年指南相比较,美国甲状腺学会的推荐并无本质性冲突,但更加凸显精细化和个体化,且部分患者的 TSH 目标又略有放宽。①初治期(通常指手术加或不加放射性碘治疗后 1 年内):将复发风险中危组从高危组中独立出来,TSH 目标提升为 0.1mU/L 至正常下限;低危组的目标设定结合术式和术后甲状腺球蛋白(Tg)水平,对于全切(近全切)术后血清中测不到 Tg(甲状腺球蛋白抗体阴性前提下)者和腺叶切除术后患者,TSH 低于 2.0mU/L 即可;其他低危患者目标则为 0.1mU/L 至正常下限。②随访期:主要依据患者对治疗的反应(相当于对复发风险的动态评估)和抑制治疗副作用风险来确定 TSH 靶目标,除部分持续带瘤生存的患者仍需将 TSH 抑制到<0.1mU/L 之外,TSH 0.1mU/L 至正常下限或<2.0mU/L 成为抑制治疗目标的主流。另外,鉴于部分仅行腺叶切除术的患者仍可保留一定程度的自身甲状腺功能。该指南还指出,仅行腺叶切除者如术后自身分泌的甲状腺激素能够使 TSH 达到目标,则不需要外源性补充甲状腺激素。

表 8-1　TSH 抑制治疗的副作用风险分层

TSH 抑制治疗的副作用风险分层	适应人群
低危	符合下述所有情况:①中青年;②无症状者;③无心血管疾病;④无心律失常;⑤无肾上腺素能受体激动的症状或体征;⑥无心血管疾病危险因素;⑦无合并疾病;⑧绝经前女性;⑨骨密度正常;⑩无 OP 的危险因素
中危	符合下述任一情况:①中年;②高血压;③有肾上腺素能受体激动的症状或体征;④吸烟;⑤存在心血管疾病危险因素或糖尿病;⑥围绝经期女性;⑦骨量减少;⑧存在 OP 的危险因素
高危	符合下述任一情况:①临床心脏病;②老年;③绝经后女性;④伴发其他严重疾病

表 8-2　中国 2012 版《甲状腺结节和分化型甲状腺癌诊治指南》中基于双风险评估的 DTC 患者术后 TSH 抑制治疗目标(mU/L)

TSH 抑制治疗的副作用风险	DTC 的复发危险度			
	初治期(术后 1 年)		随访期	
	高中危	低危	高中危	低危
高中危*	<0.1	0.5#~1.0	0.1~0.5#	1.0~2.0(5~10 年)***
低危**	<0.1	0.1~0.5#	<0.1	0.5#~2.0(5~10 年)***

　*,TSH 抑制治疗的副作用风险为高中危层次者,应个体化抑制 TSH 至接近目标的最大可耐受程度,予以动态评估,同时预防和治疗心血管和骨骼系统相应病变。

　**,对 DTC 的复发危险度为高危层次,同时 TSH 抑制治疗副作用危险度为低危层次的 DTC 患者,应定期评价心血管和骨骼系统情况。

　***,5~10 年后如无病生存,可仅进行甲状腺激素替代治疗。

　#,表格中的 0.5mU/L 因各实验室的 TSH 正常参考范围下限不同而异。

目前认为,TSH 抑制治疗不仅在成人 DTC 中采用,儿童和青少年患者(18 岁以下)也同样需要这一重要的术后管理环节。2015 年,美国甲状腺学会编写了首部《儿童和青少年 DTC 管理指南》,为此年龄段甲状腺癌患者的术后 TSH 抑制目标做出了推荐,即"儿童和青少年 DTC 术后 TSH 抑制目标根据美国甲状腺学会儿科风险分层和即时疾病状态——低危者 0.5~1mU/L、中危者 0.1~0.5mU/L、高危者<0.1mU/L;已知或可疑带瘤生存者,应持续进行 TSH 抑制治疗;经过一段时期(未说明具体时长)的正确监测后,无带瘤证据者,TSH 可控制在正常范围低值"。鉴于我国尚未出台针对儿童和青少年甲状腺癌的相关指南,故可参考美国甲状腺学会编写的指南进行管理。

除了儿童和青少年外,还有一个特殊群体、特殊时期的 DTC 抑制治疗目标,需要特殊关注,即育龄女性的妊娠期间。妊娠期间,一方面要满足供给母体和胎儿充足的甲状腺激素、抑制 DTC 细胞的生长和复发,另一方面又要避免过度抑制产生临床甲状腺功能亢进,影响母胎安全。因此,2012 年中国编写的《妊娠期和产后甲状腺疾病诊治指南》中,推荐 DTC 女性妊娠期间的 TSH 控制目标为:妊娠前确诊 DTC 并已接受治疗者,维持既定的 TSH 抑制目标;妊娠期间新诊断的 DTC 且暂不手术者,TSH 目标为 0.1~1.5mU/L。这样的抑制治疗目标,用正常孕产妇的 TSH 参考值范围评判,是正常或亚临床甲状腺功能亢进状态,对母胎来说均是安全的。在美国甲状腺学会修订编写的《妊娠期和产后甲状腺疾病诊治指南》中,基于 DTC 相对缓慢的病情进展和良好的预后特征,以及尚缺乏充足循证医学证据的现状,将妊娠期间新诊断的 DTC 且暂不手术者的 TSH 抑制治疗目标进一步放宽至 0.3~2.0mU/L。

▶▶ 分化型甲状腺癌术后内分泌抑制治疗的具体实施

1.药物的选择

甲状腺合成激素的主要类型是 T4,也能合成少量 T3。T3 是具有生物活性的甲状腺激素,人体组织内的大部分 T3 是由 T4 转化而来的。1970

年发现,T4 向 T3 的转化是人体内自然发生的过程,因此,可单独使用 T4 (不联合其他激素)来治疗各种类型的甲减。这自然也包括 DTC 术后的甲状腺激素抑制治疗或替代治疗。

除了 T4 之外,数种甲状腺激素制剂曾被用于 DTC 的术后治疗。早期的甲状腺激素制剂之一是动物甲状腺干粉片(亦称"干甲片"),其中含有两种甲状腺激素,即 T4 和 T3。尽管干甲片是天然来源,但它含有杂质。此外,干甲片中 T4 和 T3 的比值在不同批次的产品中不一致,即使在同批次的不同药片间也不相同。造成这些差异的原因包括干甲片的来源(例如牛或猪)、生产提取方法和产品的批次等。研究表明,人体对动物 T4 和 T3 的吸收明显不同于对自身合成的 T4 和 T3 的吸收。T4 在血中的作用持续时间较长,服药后 2~6h 内缓慢吸收,一天内血 T4 水平波动很小;T3 则与 T4 不同,它吸收快、作用持续时间短;一天内血 T3 水平波动较大。动物干甲片中 T3 含量较大,在服药后数小时内,T3 水平经常远远高于正常范围。

目前对于 DTC 术后治疗所需的甲状腺激素制剂,首选 L-T4,这种人工合成纯化的制剂和人体分泌的 T4 结构一致,几乎取代了动物干甲片制剂和其他 T4 及 T3 的混合制剂。现已证实,绝大多数情况下,单独服用 T4 就可以使原发性甲减和术后甲减的患者体内的 T3 水平恢复正常。而且单独服用 T4 治疗的患者与没有甲状腺疾病者相比,大多数拥有相似的生活质量。尽管近年来越来越多的研究再度关注联合服用人工合成的 T4 和 T3 可能带来的益处,但多数研究并未显示出联合服用比单独使用 T4 更有助于改善患者的心理状态或整体情绪。因此,L-T4 仍是 DTC 术后 TSH 抑制治疗的首选甲状腺激素制剂。

2.用药的剂量

对患者个体而言,抑制治疗的 L-T4 剂量就是达到其 TSH 抑制治疗目标所需的剂量。具体的剂量与手术切除的范围、是否合并自身免疫性甲状腺炎(非全切手术者)、年龄和体重等因素有关,应当个体化评估。因为 TSH 抑制治疗期间,TSH 的靶目标低于甲减替代治疗的目标,因此,抑制治疗的 L–T4 剂量通常高于单纯替代剂量。例如,对已清除全部甲状腺的 DTC 患者,抑制治疗的 L–T4 剂量平均为 1.5~2.5μg/(kg·d)。需要注意的是,年龄较大时需要的剂量稍小,老年人(尤其 80 岁以上)达到 TSH 抑制治疗目标的 L–T4 剂量往往较年轻人低 20%~30%,原因在于老年人甲状腺激素外周降解率的降低大于口服吸收率的下降。体重也会影响剂量,但计算临床剂量时应该考虑无脂体重,相同无脂体重的胖人或瘦人所需的 T4 量是一样的,因为脂肪组织的代谢是比较缓慢的。

L–T4 的起始剂量因患者年龄和伴发疾病情况而异。以甲状腺已完全清除者为例,年轻健康的成年人可能直接使用足量的 T4 替代,而不是由小剂量开始并逐渐加大到目标剂量;没有冠心病(心脏供血不足)的 50 岁以上者,起始剂量可为每日 50μg,如果有冠心病,则剂量通常进一步减少到每天 12.5~25μg,缓慢增量。用 T4 后注意严密监测运动或休息期间是否发生胸痛(即心绞痛),特别对甲减已经很长时间的患者更应如此。相对而言,短期撤药后重新进行 T4 治疗的患者监测可不必太严密。

L–T4 最终剂量的确定有赖于血清 TSH 的监测。 L–T4 剂量调整阶段,每 4 周左右测定 TSH,因为垂体甲状腺轴在改变 T4 剂量后,往往需要 4 周左右才能达到稳态,过于频繁的复查并不能确定 TSH 是否达标及 L–T4 剂量是否恰当。调整剂量时,最开始可以每次调整 12.5~25μg/d,越接近目标值, 调整剂量相对越小。TSH 达标后,1 年内每 2~3 个月、2年内每 3~6 个月、5 年内每 6~12 个月复查甲状腺功能, 以确定 TSH 维持于抑制治疗的目标范围。

接受甲状腺激素治疗的 DTC 患者如果处于妊娠期,可能需要在妊娠早期增加用药剂量并持续整个妊娠过程。因此,DTC 患者一旦确认妊娠就应立即就诊,以便及时调整药量,并更密切地监测血清 TSH 水平。

3.L–T4 服用的注意事项

早餐前空腹顿服 L–T4 最利于以相对最小的剂量维持稳定的 TSH 水平。1 周内漏服 1 次药物能导致整周全部用药剂量减少 14%,因此,如有漏服,可考虑在接下来的日子里每日服用双倍剂量,直至补足全部漏服剂量。部分患者可能需要根据冬夏季节 TSH 水平的变化调整 L-T4 用量(通常冬增夏减)。为了避免影响 L-T4 的吸收,应指导患者在间隔足够时间后服用某些特殊药物或食物:与维生素、滋补品间隔至少 1h;与含铁、钙食物或药物间隔至少 2h;与奶、豆类食物间隔至少 4h;与考来烯胺或考来替泊间隔至少 12h。

一些影响甲状腺激素吸收或代谢的药物或特殊情况也能造成 TSH 波动(如含铝制剂、质子泵抑制剂、糖皮质激素、抗癫痫药、抗结核药、高纤维饮食、大量大豆制品、吸收不良综合征、空肠-回肠旁路手术、短肠综合征或肝硬化等),因此,需要调整甲状腺激素用量。医生应当了解患者除了甲状腺激素外,还在使用或近期停用过哪些药物,以及合并有哪些疾病,以便判断是否要监测 TSH 及增减甲状腺激素用量。

4.TSH 抑制治疗的副作用和防治

对于需要将 TSH 抑制到低于正常参考范围下限的 DTC 患者,或是不恰当过量使用 L-T4 的患者,实际上处于亚临床甲状腺功能亢进状态。长期亚临床甲状腺功能亢进的主要副作用包括绝经后女性骨量减少及心律失常风险增加。因此,对于涉及的 DTC 患者,治疗前应检测基础骨矿化状态并定期监测,根据医疗条件酌情选用血清钙/磷、24h 尿钙/磷、骨转换生化标志物和骨密度(BMD)测定。绝经后 DTC 患者在 TSH 抑制治疗期间,应接受骨质疏松症的初级预防,确保钙元素摄入 1000mg/d,补充维生素 D 400~800U/d(维生素 D 缺乏或不足者,需要量应增加)。对未使用雌激素或双磷酸盐治疗的绝经后女性、TSH 抑制治疗前或治疗期间达到骨质疏松症诊断标准者,维生素 D 应增至 800~1200U/d,并酌情联合其他干预治疗药物(如双磷酸盐类、降钙素类、雌激素类、甲状旁腺激素或选择性雌激素受体调节剂类等),启动正规抗骨质疏松治疗。对需要将 TSH 抑制到低于 TSH 正常参考范围低值的 DTC 患者,还应当在治疗前了解基础心脏情况,并定期监测心电图,必要时行动态心电图和超声心动图检查,定期进行血压、血糖和血脂水平监测,必要时可测定颈动脉内膜中层厚度,以协助评估动脉粥样硬化的危险性。这些均有利于掌握 TSH 抑制治疗是否带来心血管系统的副作用,以便及时处理和调整抑制治疗方案。有研究显示,使用 β-受体阻滞剂 3~4 个月后, 外源性亚临床甲亢带来的心脏舒张功能和运动耐力受损可得到显著改善,并能控制心血管事件(尤其是心房颤动)的相关死亡率。因此,TSH 抑制治疗期间,必要时应使用该类药物,以预防产生心血管系统的副作用。TSH 抑制前或治疗期间发生心房颤动者,应给予规范化治疗。有心脏基础疾病或心血管事件高危因素者,应针对性地给予心血管药物治疗,并适当放宽 TSH 抑制治疗的目标。因此,TSH 抑制治疗期间,对表 8-3 中列出的 PTC 患者,如无 β - 受体阻滞剂禁忌证,应考虑给予该类药物预防产生心血管系统的副作用。TSH 抑制前或治疗期间发生心房颤动者,应给予规范化治疗。有心脏基础疾病或心血管事件高危因素者,应针对性地给予地高辛、血管紧张素转换酶抑制剂或其他心血管药物治疗,并适当放宽 TSH 抑制治疗的目标。

表 8-3　DTC 患者 TSH 抑制治疗期间 β-受体阻滞剂的治疗指征

项目	TSH<0.1mU/L	TSH 0.1 ~ 0.5*mU/L
年龄≥65 岁	治疗	考虑治疗
年龄<65 岁,有心脏病	治疗	治疗
年龄<65 岁,有心血管疾病危险因素	治疗	考虑治疗
年龄<65 岁,有甲亢症状	治疗	治疗

*,0.5mU/L 因各实验室的 TSH 正常参考范围下限不同而异。

需要强调的是,为了尽量避免 TSH 抑制治疗的副作用,临床医生要意识到合理设定 TSH 靶目标的重要性,避免过量应用 L-T4,这样才能充分而安全地发挥 TSH 抑制治疗这一 DTC 术后重要治疗环节的功效。

▌▶ 分化型甲状腺癌的术后随访

1.甲状腺球蛋白(Tg)

(1)Tg 用于 DTC 术后随访的原理:Tg 是甲状腺滤泡上皮细胞所分

泌的特异性蛋白,是合成和储存甲状腺激素的载体。除了正常甲状腺滤泡细胞可以分泌 Tg 入血之外,仍具备部分正常甲状腺细胞功能的 DTC 肿瘤细胞也可以分泌 Tg,因此,当有甲状腺组织存在时,血清 Tg 水平的高低并不能鉴别 DTC、良性甲状腺疾病和正常甲状腺组织。然而,对于 DTC 患者而言,如果经过手术和 RAI 清除残余甲状腺,那么理论上其体内就不再存在能够分泌 Tg 的甲状腺细胞或甲状腺癌细胞,故血清中的 Tg 水平会非常低;如果在随访的过程中,患者的血清 Tg 不能降到很低的水平,或是从低水平升高超过某一浓度,则往往提示 DTC 病灶残留或复发。基于这个原理,对已清除全部甲状腺的 DTC 患者,治疗后定期检测血清 Tg 水平(需采取同样的检测方法)是判别其是否存在肿瘤残留或复发的重要手段。

(2)TSH 刺激后的 Tg 测定:TSH 是正常甲状腺细胞或 DTC 细胞产生和释放 Tg 的最重要的刺激因子。DTC 术后随访中的血清 Tg 测定包括基础 Tg 测定(TSH 抑制治疗状态下)和 TSH 刺激后的 Tg 测定。TSH 抑制治疗时,体内 TSH 水平处于正常低值或低于正常范围下限,对可能存在的肿瘤细胞分泌 Tg 有一定的抑制,因此,血清 Tg 的测定结果可能存在假性降低,通过 Tg 监控 DTC 病灶的敏感性和特异性降低。如果需要,通过停用 L-T4 或应用 rhTSH,使血清 TSH 水平升高至>30mU/L,然后再进行 Tg 检测,即 TSH 刺激后的 Tg 测定,往往能够较基础 Tg 测定更敏感、更准确地反映病情。研究显示,升高 TSH 的两种方法——停用 L-T4 和使用 rhTSH,刺激后测得的 Tg 水平具有高度的一致性。

(3)Tg 检测的注意事项:目前多数单位采用免疫学方法进行血清 Tg 的检测。需要了解的是,存在下述情况时,免疫学方法测定的血清 Tg 会假性降低,从而影响我们通过 Tg 结果判定病情状态的准确性。①患者血清中存在 Tg 抗体(TgAb)。约 25% 的 DTC 患者血清中可以测到 TgAb。虽然有些患者的 TgAb 升高并不足以达到引发自身免疫性甲状腺疾病的程度,但抗体的存在却能够干扰免疫检测试剂中识别 Tg 的抗体,导致测定结果出现偏差。②患者 DTC 细胞分泌到血中的 Tg 有免疫反应性障碍,造成免疫检测试剂中的抗体无法识别,也会出现 Tg 检测结果假性降低。③分泌 Tg 是有分化能力的甲状腺细胞或甲状腺癌细胞所特有的功能,因此,如果 DTC 细胞的分化程度低,或者是低分化型甲状腺癌或未分化型甲状腺癌,均不能产生 Tg。这样的患者往往血清 Tg 水平较低,与疾病的进展程度不匹配。④当血清 Tg 浓度很高(超过 1000ng/mL)时,由于抗原量过多,远远超过了免疫检测试剂抗体的结合能力,也可使 Tg 测定结果假性偏低,常见于甲状腺癌晚期广泛转移时,这种现象也称"钩状效应",可通过稀释血清后复测进行纠正。

另外,应用血清 Tg 进行 DTC 术后随访时,要注意采用可靠的 Tg 检测试剂。所谓可靠的 Tg 检测试剂需要满足下述条件:为了保证即使 TSH 处于抑制状态仍能够检测到很少量的甲状腺组织,Tg 检测试剂的功能敏感性应当至少达到 1ng/mL;试剂的检测结果应当用 Tg 的 CRM-457 标准品进行校正,以保证降低检测间的偏差;因部分 DTC 患者的随访间隔可长达 12 个月以上,因此试剂盒的测定间差要小。同时,医患双方都应了解,Tg 的动态变化是随访 DTC 的重要手段之一。这种动态变化应该是同一患者在同一实验室、采用同一种方法进行 Tg 检测结果的比较。如果更换实验室、更换方法,出于检测条件和检测试剂等差异,无法判定 Tg 结果的变动来源于检测还是来源于疾病的实际变化,故 Tg 的动态变化与否难以评定。

(4)甲状腺完全被清除的 DTC 患者的 Tg 随访:已通过手术和 RAI 清除全部甲状腺的 DTC 患者,因为经过手术及 RAI 治疗后,被破坏的甲状腺细胞和甲状腺癌细胞释放 Tg,加之 Tg 在血清中的清除尚须时日,如果治疗后立即检测血清 Tg,可能会出现 Tg 不降反升的情况。因此,根据我国编写的 2012 年版《甲状腺结节和分化型甲状腺癌诊治指南》,对于这类患者,血清 Tg 的长期随访宜从 RAI 清甲治疗 6 个月后开始,此时应检测基础 Tg、加或不加 TSH 刺激后的血清 Tg 水平。RAI 治疗 12 个月后,宜测定基础和 TSH 刺激后的血清 Tg。此后每 6~12 个月复查基础 Tg(TSH 抑制治疗状态下)。如无肿瘤残留或复发迹象,复发风险低危的 DTC 患者在随访过程中复查 TSH 刺激后的 Tg 的时机和必要性不确定;复发风险中高危者应在清甲治疗后 3 年内复查 TSH 刺激后的 Tg。不过,随着 Tg 检测试剂的迭代更新,高敏 Tg(功能灵敏度<0.1ng/mL)问世,如果使用高敏 Tg 测得的基础 Tg 非常低,有可能使 TSH 刺激后的 Tg 水平不再成为常规项目,尤其在复发风险低危的患者中。

目前普遍认为,DTC 患者经手术和 RAI 清甲治疗后,TSH 抑制状态下提示无病生存的血清 Tg 切点值为 1ng/mL。已有的证据表明,TSH 刺激后的血清 Tg>2ng/mL 可能是提示癌细胞存在的高度敏感指标, 其阳性预测值几乎为 100%,阴性预测值也较高。如果把 Tg 切点值降至 1ng/mL 时,阳性预测值约为 85%;降至 0.5ng/mL 时,阳性预测值也会进一步降低,但阴性预测值可高达 98%。目前我国编写的指南采用血清 2ng/mL 作为评判已清除全部甲状腺的 DTC 患者是否无病生存的 Tg 切点值。

因为 DTC 患者多数预后良好、长期生存,肿瘤的复发风险和疾病相关病死率会在疾病临床病程和治疗反应的作用下随时改变,因此,某一时点的风险评估显然不如动态风险评估更加合理。DTC 术后的血清 Tg 监测结果, 也是 Tuttle 等提出的 DTC 术后动态风险评估系统即治疗反应分层的重要指标。采用血清 Tg 进行治疗反应分层的划分标准如表 8-4 所示。

表 8-4 DTC 患者甲状腺全切手术和 RAI 清甲后的动态风险分层

项目	良好反应	生化不完全反应	结构不完全反应	不确定反应
TSH 抑制治疗下的 Tg 水平	<0.2ng/mL*	>1ng/mL*	任何情况	0.2~1ng/mL*
TSH 刺激后的 Tg 水平	<1ng/mL*	>10ng/mL*	任何情况	1~10ng/mL*
TgAb 水平	测不到	高于正常	任何情况	稳定或逐渐下降
影像学检查	阴性结果	阴性结果	提示有结构性或功能性病灶	非特异性发现,或 RAI 显像提示甲状腺床有微量核素摄取

*,TgAb 阴性情况下。

（5）未完全清除甲状腺的 DTC 患者的 Tg随访：未完全切除甲状腺的 DTC 患者，残留的正常甲状腺组织仍是血清 Tg的来源之一，区分正常甲状腺和甲状腺癌组织的 Tg切点值不详，故以血清 Tg测定为随访手段，发现 DTC 残留或复发的敏感性和特异性均不高。尽管如此，仍然建议术后定期（每 6 个月）测定血清 TG，同时检测 TgAb。对术后血清 Tg水平呈持续升高趋势者，应考虑 DTC 进展的可能性。由于此类患者残留的甲状腺组织在 TSH 刺激后可能过度分泌甲状腺激素或生长，因此，不宜进行 TSH 刺激后的 Tg测定。

Tuttle 对此类患者如何以 Tg为指标进行术后治疗反应评估也提出了建议（表 8-5 和表 8-6），但这些建议尚缺乏大样本的循证医学证据支持，仍需进一步观察和验证。

表 8-5 DTC 患者仅行甲状腺全切手术后的动态风险分层

项目	良好反应	生化不完全反应	结构不完全反应	不确定反应
TSH 抑制治疗下的 Tg 水平	<0.2ng/mL*	>5ng/mL，或 TSH 水平相似的情况下逐渐升高*	任何情况	0.2~5ng/mL*
TSH 刺激后的 Tg 水平	<2ng/mL*	>10ng/mL，或 TSH水平相似的情况下逐渐升高*	任何情况	2~10ng/mL*
TgAb 水平	测不到	升高趋势	任何情况	稳定或逐渐下降
影像学检查	阴性结果	阴性结果	提示有结构性或功能性病灶	非特异性发现，或 RAI 显像提示甲状腺床有微量核素摄取

*，TgAb 阴性情况下。

140

表 8-6 DTC 患者仅行甲状腺腺叶切除术后的动态风险分层

项目	良好反应	生化不完全反应	结构不完全反应	不确定反应
TSH 抑制治疗下的 Tg 水平	稳定，<30ng/mL*	>30ng/mL，或 TSH 水平相似的情况下逐渐升高*	任何情况	–
TSH 刺激后的 Tg 水平	不适用	不适用	不适用	不适用
TgAb 水平	测不到	升高趋势	任何情况	无结构或功能性病灶情况下，稳定或逐渐下降
影像学检查	阴性结果	阴性结果	提示有结构性或功能性病灶	非特异性发现

*，TgAb 阴性情况下。

2.颈部超声检查

随访期间进行颈部超声检查的目的是评估甲状腺床和颈部中央区、侧颈部的淋巴结状态。超声对早期发现 DTC 患者的颈部转移具有高度敏感性，是随访的重要内容。对于术后颈部超声检查的频率尚存争议，往往受到医疗水平、保险制度、经济条件、患者就医便利度等因素影响。根据我国 2012 年指南，建议 DTC 随访期间，颈部超声检查的频率为：手术或 RAI 治疗后第 1 年内每 3~6 个月 1 次；此后，无病生存者每 6~12 个月 1 次；如发现可疑病灶，检查间隔应酌情缩短。对超声发现的可疑颈部淋巴结，可进行穿刺活检。研究显示，在对可疑淋巴结进行穿刺后，测定穿刺针冲洗液的 Tg 水平，可提高发现 DTC 转移的敏感性。

在最新修订的美国甲状腺学会编写的指南中，提出颈部超声检查频率可依据血清 Tg 水平的变化及根据其判定的对治疗的反应，而做出相应的调整。如果血清 Tg 并未提示疾病持续或复发的迹象，颈部超声检查频率可以降低。

3.诊断性 RAI 全身核素显像（Dx-WBS）

要明确 Dx-WBS 检查仅适用于已清除全部甲状腺的 DTC 患者。

对于复发风险低的 DTC 患者，如果手术和 RAI 清甲后无残留肿瘤,基础血清 Tg 水平(TSH 抑制状态下)不高,并且随访颈部超声无异常,不需要常规检查 Dx-WBS。但对于中、高危复发风险的 DTC 患者,长期随访中应用 Dx-WBS 对发现肿瘤病灶可能有价值,但最佳的检查间隔不确定。目前普遍认为,如果患者在随访中发现 Tg 水平逐渐升高,或者疑有 DTC 复发,可行 Dx-WBS 检查。检查时最好采用 ^{131}I 或低剂量 ^{131}I,以免对可能施行的后续 ^{131}I 治疗造成"顿抑"。

如果患者的病灶分化程度较低,摄碘能力较差,则 Dx-WBS 检查的意义有限。既往对 ^{131}I 治疗反应欠佳者,提示病灶摄取 RAI 的能力受损和(或)对 RAI 的辐射治疗作用不敏感,因此,长期随访中使用 Dx-WBS 的价值亦有限。

4.其他影像学检查

目前不推荐在 DTC 随访中常规使用 ^{18}F-FDG PET 显像,但在下述情况下可考虑使用:①血清 Tg 水平增高(>10ng/mL)而 RAI-WBS 阴性时,协助寻找和定位病灶;②对病灶不摄碘者评估病情;③对侵袭性或转移性 DTC 者评估病情。如果患者在 RAI 显像中呈阴性而 PET 显像中呈阳性,往往提示病灶恶性度更高、侵袭性更强。注意:由于炎性淋巴结、切口肉芽肿、肌肉活动度增加等因素也可能导致 ^{18}F-FDG PET 假阳性结果,因此,对 ^{18}F-FDG PET 阳性显像部位,宜通过细胞学、组织学等其他检查手段进一步确认是否为 DTC 病灶。

CT 和 MRI 也不是 DTC 随访中的常规检查项目。当疑有 DTC 复发或转移时,可考虑施行以上检查。如需要可进行后续 ^{131}I 治疗,检查时应谨慎使用含碘对比剂。

5.术后长期随访的其他内容

RAI 治疗的长期安全性,包括对继发性肿瘤、生殖系统的影响,但应避免过度筛查和检查。

TSH 抑制治疗的效果,包括 TSH 抑制治疗是否达标、治疗的不良反应等。

DTC 患者的伴发疾病:由于某些伴发疾病(如心脏疾病、其他恶性肿瘤等)的临床重要性可能高于 DTC 本身,所以长期随访中也要对上述伴发疾病的病情进行动态观察。

▌▶ 尚未手术治疗的低危微小 DTC 的随访

对低危微小乳头状癌患者,以主动监测(观察)代替立即手术,尚是一个存在争议的话题。但无法否认,伴随着微小癌发病率的迅速攀升、诊治理念的变化、患者对治疗方案选择自主性的提高,我们将在临床实践中面临越来越多接受主动监测(观察)的低危微小 DTC 患者。目前日本、美国的分化型甲状腺癌诊治指南,以及中国抗癌协会甲状腺癌专业委员会 2016 年发布的《甲状腺微小乳头状癌诊断与治疗中国专家共识》中,都有对低危微小 DTC 进行主动监测(观察)的介绍和推荐。

由于尚未接受手术治疗,Tg 和 Dx–WBS 等传统手段在此类患者的监测随访中并无用武之地。在微小癌观察策略推行最广的日本库马医院(Kuma Hospital),随访主要通过每 6~12 个月的颈部超声检查来进行,必要时对可疑颈部淋巴结进行细针穿刺细胞学和细针穿刺针洗脱液甲状腺球蛋白测定。随访的目的主要是评判微小癌是否生长或出现不宜继续观察的征象,以便及时改变治疗方式。目前认为,随访中出现下述征象之一时,不再适合采用观察策略:微小癌的肿瘤直径增大超过 3mm;肿瘤直径超过 12mm;出现临床淋巴结转移(cN1);出现远处转移。但应该认识到,微小癌观察期间,随访间隔如何确定、随访指标应包括哪些,仍需要进一步探讨。另外,仅凭超声检查是否能够准确发现淋巴结转移,在分析肿瘤大小改变时如何对不同超声检查者间的差异进行校正,仍是临床医生的困惑所在。总之,低危微小癌的随访并非简单的医疗实践,需要医患间进行充分沟通,患者需要理解这种策略的利弊,并且知情同意,随访过程中应该有多学科参与。

第九章

甲状腺癌分子靶向
治疗进展

尽管对于多数甲状腺癌患者来说，手术和正确采取放射性碘治疗已经足够，但晚期或者分化程度较差的甲状腺癌则缺少有效治疗方法，会发生进展、转移以致危及生命。多数甲状腺未分化癌和髓样癌会较早发生局部侵犯及远处转移，发现时往往已失去手术机会，而放化疗往往又对这两种肿瘤不敏感。随着甲状腺癌分子生物学研究的蓬勃发展，许多有效的药物分子作用靶标相继被发现。基于一个或多个靶点研发出的针对这些晚期难治型甲状腺癌治疗的分子抑制剂，在体内、体外实验中已被证实可调控多条重要的信号通路，并影响肿瘤细胞的生物学行为，其中多种分子靶向药物已经完成或正在进行治疗甲状腺癌的临床试验，展现出良好的发展和应用前景。甲状腺癌分子靶向治疗显著地延长了晚期甲状腺癌患者的预后生存期，使广大患者从中受益。

▐▶ 与甲状腺癌发生、发展相关的靶点及其信号通路

当前认可的与甲状腺癌发生、发展相关的靶点及其信号通路主要有 3 个。①甲状腺癌相关基因改变，包括鼠类肉瘤滤过性毒菌致癌同源 B1（BRAF）、G 蛋白 H-RAS、K-RAS 和 N-RAS 基因突变、RET/PTC 重排、NTRK1 蛋白、磷脂酰肌醇 3-激（PI3K）和 AKT1、核转录因子 PPARγ1 等多个位点。其中 RAS→RAF→丝裂原细胞外激酶（MEK）→MAP 激酶/细胞外信号调节激酶（ERK）通路（MAPK 信号传导通路）的持续活化是甲状腺癌发病的主要机制，约有 80% 的甲状腺癌通过上述路径的激活导致肿瘤的发生和发展。②较早的研究表明，细胞膜上的酪氨酸激酶受体基因突变和过度表达、下游激酶路径的异常激活同样是甲状腺癌进展的重要机制。与甲状腺癌变有关的过度表达的因子包括表皮生长因子（EGF）、血管内皮生长因子（VEGF）及血小板源性生长因子（PDGF）等。③ mTOR 信号通路的异常激活、DNA 甲基化异常等均为甲状腺癌发生、发展的重要机制。

根据上述分子机制及肿瘤发生、发展的特定靶点，研究的甲状腺癌靶向药物能够和靶点特异性结合，阻止肿瘤的进一步发展。研究较为广

泛的甲状腺癌相关分子靶向药物包括酪氨酸激酶抑制剂(TKI)、细胞生长因子及其受体抑制剂、血管内皮生长因子抑制剂、表皮生长因子抑制剂、DNA 甲基化抑制剂、哺乳动物雷帕霉素靶蛋白(mTOR)抑制剂、生长及凋亡调节剂、血管生成抑制剂和免疫增强剂等(表9-1)。

表 9-1　甲状腺癌相关分子靶向药物汇总

药物	英文名	靶点	进展阶段
索拉非尼	Sorafenib	VEGFR;CRAF;BRAF; c-Kit;PDGFR;RET	FDA 批准
凡德尼布	Vandetanib	RET;VEGFR;EGFR ; RET-KIF5B 重排	FDA 批准
乐伐替尼	Lenvatinib	VEGFR;FGFR;PDGFR; RET;c-KIT;BRAFV600E; RET-KIF5B, CCDC6-RET, NcoA4-RET 重排	FDA 批准
卡博替尼	Cabozantinib	VEGFR;Met;RET;c-Kit; FLT3;Tie2;MET; RET- KIF5B 重排	FDA 批准
阿西替尼	Axitinib	VEGFR;c-Kit;PDGFR	II
司美替尼	Selumetinib	MEK	III
帕唑帕尼	Pazopanib	VEGFR;PDGFR;c-KIT;	II
莫替沙尼	Motesanib	VEGFR;c-KIT;PDGFR; RET	II
威莫非尼	Vemurafenib	BRAF V600E;CRAF	II
尼达尼布	Nintedanib	VEGFR;PDGFR;FGFR	II
吉非替尼	Gefitinib	EGFR	II
伊马替尼	Imatinib	PDGFR;c-KIT;RET; Bcr-Abl	II
司美替尼	Selumetinib	MEK	III
尼达尼布	Ponatinib	RET;PDGFR;FGFR; Bcr-Abl,FLT3,KIT	II
贝伐单抗	Bevacizumab	PI3K/mTOR	II
依维莫司	Everolimus	mTOR	II
西罗莫司	Temsirolimus	mTOR	II

1.已被 FDA 批准的甲状腺癌治疗药物

（1）索拉非尼：索拉非尼是世界上第一个被批准用于临床的多靶点靶向治疗药物，其最初的研究目的是用于治疗对标准疗法效果不佳或不能耐受的胃肠道基质肿瘤和转移性肾细胞癌，对晚期肝癌也有较好的治疗效果。研究证实，索拉非尼可用于治疗碘难治性甲状腺癌（RAIR-DTC），药物半衰期为 25~48h。在一项关于治疗局部晚期/转移性放射碘抵抗性分化型甲状腺癌患者的Ⅲ期临床试验中，索拉非尼延缓了疾病的进展，延长了疾病的无进展生存期。基于此，索拉非尼在 2013年 11 月被批准用于转移性 DTC 的治疗。但也有学者通过研究认为，虽然索拉非尼很大程度上提高了转移性放射碘抵抗性 DTC 患者的无进展生存期，但是对于总的生存情况并未被证实有益，还需要继续随访。索拉非尼较常出现的不良反应为手足综合征和腹泻，而其他严重不良反应包括高血压、体重减轻、疲劳，以及低钙血症、继发性恶性肿瘤（皮肤鳞状细胞癌最为常见）等。最新研究成果表明，索拉非尼治疗 ATC 及进展期髓样癌同样有效。因此，索拉非尼可能成为治疗甲状腺未分化癌及髓样癌的新方式。

（2）凡德尼布：凡德尼布可有效治疗晚期 MTC，药物半衰期为 19天。它对侵袭性 MTC 最主要的作用是延长无进展生存期和疾病的稳定率。凡德尼布是治疗晚期 MTC 的有效方法，但是应该严密观察不良反应，必要时应减少用药剂量。凡德尼布在用于治疗儿童多发性内分泌腺瘤病 2B 型及髓样癌患者时，可能会引起 TSH 水平升高及游离 T4 水平降低。在使用凡德尼布治疗儿童甲状腺髓样癌患者时，应对这种甲状腺激素水平的异常改变进行监测及合理管控。

（3）乐伐替尼：乐伐替尼可有效治疗 RAIR-DTC 及晚期 MTC，其药物半衰期为 28h。Ⅰ期临床试验证实乐伐替尼最大用药剂量为每天25mg，在空腹患者中很快被吸收达最大效应，并可维持 3h。在 RAIR-DTC 中，乐伐替尼被证实有良好的临床应用价值，且疗效优于索拉非尼。最新一项Ⅲ期、随机、双盲、多中心临床试验也得出相似结论，认为乐伐替尼治疗可显著延长无进展生存期,并增加 ^{131}I 治疗的敏感性,同时指出,乐伐替尼治疗可显著增加不良事件发生概率,使用乐伐替尼治疗时应密切关注患者不良反应的发生。

基于这些数据,FDA 批准其用于 RAIR-DTC 的治疗。最新研究显示,乐伐替尼治疗未分化癌同样可取得一定效果。但由于乐伐替尼治疗未分化癌副作用较大,还需开展临床试验进行进一步评估。

(4)卡博替尼:卡博替尼对上皮细胞和间叶细胞起源的肿瘤(前列腺癌、非小细胞肺癌、MTC、DTC、肾细胞癌等)显示出良好的抗癌作用,其药物半衰期为 55h。卡博替尼可以作为有 RET M918T 突变的 MTC 亚群的有效治疗方法,并可延长无进展生存期。

2.尚未被 FDA 批准的靶向药物

(1)阿西替尼:阿西替尼近年来已被用于多种恶性肿瘤的治疗,可能成为治疗晚期甲状腺癌的新选择。阿西替尼作为一线药物使用疗效较好,客观反应率为 53%,中位无进展生存期为 13.6 个月;而阿西替尼作为二线药物治疗时,其客观反应率为 16.7%,中位无进展生存期为 10.6 个月。多激酶抑制药物阿西替尼治疗 RAIR-DTC 和 MTC 前景广阔。

(2)帕唑帕尼:近期研究表明,帕唑帕尼在 MTC 及 RAIR-DTC 中存在一定治疗作用,而不良反应主要有高血压、疲乏、腹泻和肝功能异常等。帕唑帕尼可能成为转移性 MTC 治疗的新方法。最新发表的实验研究则显示,帕唑帕尼与曲美替尼联用较单独使用效果更佳,为帕唑帕尼的临床试验提供重要参考。

(3)莫替沙尼:莫替沙尼有可能成为治疗晚期 MTC 的新药物。

(4)威莫非尼:BRAF V600E 突变在包括 PTC 在内的许多肿瘤中发挥着重要的致癌作用,而威莫非尼是 BRAF V600E 突变的选择性抑制剂。试验证明,威莫非尼对未接受过 VEGFR 多靶点激酶抑制剂治疗并且携带 BRAF V600E 突变基因的患者疗效更佳。威莫非尼应用前景广阔,期待能够进行更多试验,为临床治疗方案的制订提供更多证据。

(5)司美替尼:司美替尼是一种小分子 MEK 抑制剂(分裂原活化抑

制剂），被证明可以用于控制低级别浆液性卵巢癌或腹膜癌的进展，最常见的不良反应有皮疹、疲劳、腹泻和外周水肿。近期研究表明它在甲状腺癌中也有治疗作用。司美替尼在甲状腺癌治疗中的作用和价值还有待进一步的研究和探讨。

（6）依维莫司：mTOR 蛋白表达水平上调是甲状腺癌常见的分子生物学改变之一，常引起肿瘤细胞增殖、侵袭等能力的增强。依维莫司是针对 mTOR 蛋白的小分子抑制剂，近年来被证实有可能用于甲状腺癌的治疗。临床试验说明，依维莫司可有效治疗滤泡细胞来源的甲状腺癌患者，后期应开展更多临床试验进行进一步的验证。

3.国产新药阿帕替尼

阿帕替尼（YN968D1，艾坦）是我国自主研制的新型小分子抑制剂，可高度选择性地结合并抑制血管内皮细胞生长因子受体-2（VEGFR-2），从而抑制肿瘤血管生成及肿瘤细胞生长，促进肿瘤细胞凋亡。2014 年10 月，该药被原国家食品药品监督管理总局批准上市，用于治疗晚期胃腺癌或胃-食管结合部腺癌。不仅如此，多项临床试验证实，阿帕替尼对包括肺癌、乳腺癌在内的多种晚期实体肿瘤具有较强的抑制作用。我国正在开展关于阿帕替尼治疗 RAIR-DTC 患者的Ⅲ期临床试验，阿帕替尼治疗甲状腺癌的临床应用前景十分广阔。

除此之外，还有尼达尼布、吉非替尼、伊马替尼等靶向药物也被证实对甲状腺癌具有一定疗效，作者在此不一一赘述。随着甲状腺癌的靶向药物不断涌现，以及对于 FDA 批准的靶向药物和已通过Ⅱ期临床试验的药物研究的不断深入，晚期甲状腺癌及进展期髓样癌的治疗有了全新的选择。这些靶向药物具有特异性强、副作用较小、疗效好等优点，在甲状腺癌的治疗中具有广阔的前景。

总体来讲，随着科学技术的不断发展，新药的不断研发，晚期甲状腺癌患者生存期将会延长，生活质量也会相应提高，同时可根据基因检测结果，选择针对性的靶向药物，为晚期甲状腺癌患者带来了福音。

第十章 ◀‖

甲状腺癌术后
护理及康复

▶ 术后体位

甲状腺癌手术一般需要全身麻醉,术后给予重症监护,随时观察病情变化。全麻未清醒前患者应平卧、头偏向一侧,保持呼吸道通畅。患者麻醉清醒后如病情平稳可取半卧位,该体位可以降低恶心、呕吐的发生,减少头痛等不适症状的发生,同时利于呼吸和伤口渗液引流。

重点提示:①全麻患者未清醒前应去枕平卧,头偏向一侧,防止误吸。②清醒后采取半卧位,以利于呼吸及伤口引流,增加患者舒适度。

▶ 术后不适及应对

1.恶心、呕吐

恶心、呕吐是正常的麻醉药物反应,每位患者由于个体差异对麻醉药物的反应不同,机体循环和代谢麻醉药物的速度也不同,故部分患者术后可能会出现不同程度的恶心、呕吐症状。当患者出现呕吐时,应将头偏向一侧或采取坐位、侧卧位,预防误吸。呕吐频繁者需要暂停禁食,给予止吐药物,静脉补液,维持水电解质及酸碱平衡。呕吐症状缓解后应多饮水,以促进机体对麻醉药物的代谢。

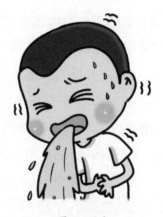

恶心,呕吐

2.咳嗽、咳痰

由于甲状腺附着于气管的两侧,手术中对甲状腺进行操作时易引起对气管的牵拉摩擦等刺激。另外,全麻术中气管插管容易刺激喉黏膜及气管黏膜,引起患者术后咳嗽、咳痰的发生。特别是既往有吸烟史的患者术后更为明显,故术前应戒烟。患者咳

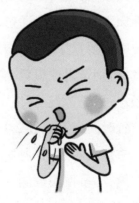

咳嗽、咳痰

155

嗽时用手掌呈"V"字形手势按压保护颈部,以防止用力震动造成切口渗血。

3.咽喉肿痛

由于术中麻醉插管及手术本身会造成术后咽喉部水肿,导致术后咽喉部疼痛等不适感,术后应多饮水、少说话、多休息,术后可给予雾化吸入治疗,待咽喉部水肿减轻后,咽喉部不适症状也会随之缓解。

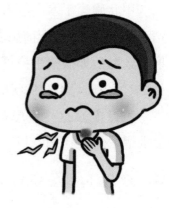

咽喉肿痛

4.伤口疼痛

由于每个人的疼痛阈值不同,患者对疼痛的敏感性也存在着个体差异,故术后有的患者会感觉伤口疼痛,护士应及时采取疼痛数字评分法对患者做好疼痛评估,若评估疼痛等级为 1~3 级且疼痛能耐受者,建议不使用止痛药物,可以选择听音乐等方式分散注意力;若评估疼痛等级为 4 级及以上且疼痛难以忍受者,医生会根据疼痛等级采取多模式镇痛,给予口服非甾体类等非阿片类止痛药,并尽量减少阿片类药物的使用,减轻对胃肠道功能的影响,加速患者术后康复。

5.尿管刺激征

研究表明,年龄、术中输液量、麻醉持续时间为术后患者尿潴留的危险因素。由于术中使用麻醉药或术后体位的改变,使部分患者术后不能在床上自解小便,通过改变患者体位或诱导排尿等措施后仍无效者,必要时需要置尿管,以缓解患者排尿困难的症状。留置尿管期间,部分患者(特别是男性患者)会有轻微憋尿感,这是正常的,应指导患者尽量放松。每日护士会评估留置尿管的必要性,尽早给予拔除尿管,一般尿管留置时间应不超过 24h。

重点提示:①深呼吸、大口喘气可适当缓解恶心症状,呕吐时头偏向一侧,尽量偏向健侧,以免误吸或呕吐物污染伤口区域;②术后呕吐、咳嗽、咳痰时勿过度用力,防止切口渗血;③术后根据疼痛等级采取多模式镇痛,提高患者的舒适度和满意度,减少术后并发症;④拔除尿管前,患者应先训练膀胱功能,拔尿管后应多饮水尽早排尿。

▓▶ 术后并发症

1.出血

出血多发生在术后 12~48h 之内，患者术后应避免颈部剧烈活动、咳嗽、呕吐时用手掌呈"V"字形手势按压保护颈部,以防止切口渗血。一般术后第一天引流液颜色为深红色,以后颜色则逐渐变浅;由于不同患者的手术方式及凝血功能不同,术后引流液的颜色会存在个体差异性。研究表明，术后 1h 内引流液为 10~20mL，均以术后 6h 内引流量为最多,一般在 20~40mL 之间,但个别手术范围大、创面出血多,也可达到 60~80mL,若术后 8h 后引流量继续增多超过 80mL,提示创口有异常变化,可疑为出血倾向;或引流液为鲜红、温热、不凝固血液,引流量每小时超过 50mL,多提示有活动性出血。护士会根据患者的具体情况进行评估,密切观察引流液的颜色、性质、流量。如有异常会及时通知医生给予处理。

2.呼吸困难

为了防止术后伤口积液、积气,术后会使用压力绷带加压包扎,部分患者会有轻微憋气感,如监测血氧饱和度正常可暂不给予特殊处理,加强观察；若憋气感持续不见缓解或反而加重，血氧饱和度持续低于 95%,应予重视,必要时给予胸片检查,以排除胸腔积液的可能;若患者术后出现呼吸困难,有明显的憋气感,心电监护显示血氧饱和度低于 90%以下,应及时通知医生查找原因,并给予相应处理措施。

3.声音嘶哑,呛咳

由于肿瘤的大小、位置、侵犯的部位及手术方式各有不同,部分患者术后可能会出现不同程度的声音嘶哑,应多饮水保持喉咙湿润,避免过多地清嗓子损伤声带,可应用针灸、理疗、促神经恢复的药物等,一般 6 个月内发音可好转。出现呛咳后应低头慢咽或食用米粉、藕粉、蔬菜泥、香蕉、发糕等黏稠或半固体食物即可缓解呛咳现象,并口服营养神经的药物,保护声带,少说话、多休息,多在1个月内可恢复。

4.麻木,抽搐

术后部分患者会出现手脚麻木,少数是由于长时间一个体位导致的,活动后可缓解;但多数是因术中误伤甲状旁腺或结扎供应甲状旁腺血管,而引起甲状旁腺功能低下,出现低血钙。多在术后1~3天出现,常见于全甲状腺切除术后患者,轻者面部、口唇有针刺感,随后出现手足麻木和僵硬感;重者出现手足抽搐、面部肌肉和手足持续性痉挛。大部分患者给予口服和静脉补钙治疗后症状可缓解,一般数周可恢复正常。目前甲状腺术后选用的钙剂多为碳酸钙并联合维生素D一起服用。常用口服补充钙剂剂量一般为碳酸钙600~1200mg,1天3次,同时服用骨化三醇胶丸0.25~0.5μg,1天2次。因血钙及甲状旁腺激素一般在术后2~4周基本恢复正常,因此口服补钙至少维持2周。用药期间注意及时复查血钙及甲状旁腺激素的恢复情况。频繁或持续抽搐发作时,缓解症状的同时要给予必要的安全防护和心理护理。

5.甲状腺危象

甲状腺功能亢进的患者应做好充分的术前准备,防止术后甲状腺危象的发生。甲状腺危象表现为高热(体温>39℃)、寒战、脉搏快而弱(脉率>120次/分)、烦躁不安、谵妄甚至昏迷,常伴有呕吐和腹泻。患者常规口服卢戈液使基础代谢率(人体在清醒而又极端安静的状态下,不受肌肉活动、环境温度、食物及精神紧张等影响时的能量代谢率)控制在20%左右;心率快者可口服普萘洛尔,使心率稳定在90次/分以下;精神紧张者可使用镇静药物,保证充分睡眠,避免外来刺激,保持情绪稳定。

6.淋巴漏或乳糜漏

严格来讲,淋巴漏和乳糜漏的概念存在一定的差别。前者是由于毛细淋巴管远端破裂或损伤造成的渗漏,淋巴液的性状为浆液性或淡黄色液体,不含乳糜,其三酰甘油含量与血清几乎一致;后者的破裂部位则靠近乳糜池,淋巴液呈乳糜样的白色液体,三酰甘油含量明显升高。正常情况下术后引流量呈递减趋势,术后引流量突然增多,若颜色为清亮黄水样,提示发生了淋巴漏;若颜色为牛奶样,提示发生了乳糜漏。淋巴漏或乳糜漏大多数发生在左侧颈淋巴结清扫术后,极少数也可发生于右颈淋巴结清扫术。一般于术后48~72h出现。由于术中损伤胸导管或结扎不全,出现乳糜液外溢,呈淡黄色或淡红色清亮液体;由于胸导管是对脂肪吸收有重要作用的淋巴管,进食后乳糜液转为乳白色混浊液体,且进食越多越刺激淋巴液的生成;故乳糜漏发生后伤口局部加压,宜清淡饮食,少食多餐,将负压改用平压引流,并保持引流通畅,减少淋巴液的漏出,进而促进淋巴管封闭,加速创面愈合。引流液量较多,需禁食者可静脉补充营养。淋巴漏或乳糜漏患者应尽量卧床安静休息,避免情绪激动,从而减少淋巴液形成。

7.甲状腺功能减退

甲状腺功能减退是由于术中切除甲状腺过多引起,可出现表情淡漠、疲劳、嗜睡、怕冷、食欲减退、体重增加等症状,宜服用甲状腺素片替代治疗。有文献指出,亚临床甲状腺功能减退是动脉粥样硬化和心肌梗死的独立危险因素,尤其是女性患者,应加强这方面的观察和护理。

重点提示:①若引流液为鲜红、温热、不凝固血液,引流量每小时超过50mL,或术后8h后引流量继续增多超过80mL,多提示有活动性出血,应通知医生给予处理,并指导患者颈部勿剧烈活动;②有便秘史者可适当使用润肠药物,以免过度用力排便造成伤口出血;③有研究表明,碳酸钙的元素钙在所有钙制剂中含量最高,吸收率可高达39%,服药最方便、价格适宜,同时能提高骨密度,必要时加服维生素 D_3 促进钙的吸收,口服补钙以临睡前服用效果最佳,可有效增加血钙浓度,减少骨破坏;④建议在服用钙片期间多喝水并按照规定的剂量服用,对于结石患者应避免不恰当的饮食结构而没有必要限制钙的补充,服用钙剂并不是导致结石形成的原因;⑤基础代谢率%=(脉率+脉压-111)/100,基础代谢率正常范围为计算值±10%,充分的术前准备可有效预防术后甲状腺危象的发生;⑥由于胸导管解剖位置,左侧颈淋巴结清扫术后较右侧易发生淋巴漏或乳糜漏,术后应加强观察,清淡低脂饮食为宜;⑦通过口服甲状腺素片调节机体内激素水平,服用剂量应严格遵照医嘱。

▌▶ 术后饮食

患者麻醉清醒后即可用温开水湿润口唇,完全清醒时可饮少量温开水,逐渐增加,每次饮水后均要评估患者的恶心、呕吐、腹痛、腹胀情况,以患者舒适为宜。腔镜甲状腺手术患者,术后 3h 可进流质食物;全麻甲状腺手术患者,术后 6h 可进温凉流质食物;短效静脉麻醉或颈丛麻醉患者术后 2h 可进食,6h 后逐步恢复到普通饮食, 可有效促进胃肠功能恢复,减轻患者不适感。甲状腺癌患者术后第 1 天如无特殊情况宜进食清淡、高热量、高蛋白、高维生素半流质饮食,宜少量多餐,每日可进食 5~6 次。比如,各种粥类、面汤、发糕、新鲜蔬菜及水果等。左侧颈部淋巴结清扫术患者由于术中易损伤胸导管或结扎不全, 会出现乳糜液外溢,高脂食物会造成引流液增多并使引流液颜色变为乳白色,故术后饮食宜进食清淡食物,少喝牛奶、鸡蛋、豆制品、肉类、脂类等食物,避免乳糜漏的发生。患者出院后逐渐过渡到正常饮食。 甲状腺癌患者经常纠结是否食用含碘食物,对于含碘量高的食物如紫菜、海带等可适量食用,合理膳食。甲状旁腺功能低下的患者应限制蛋类、乳类、肉类等含磷较高的食物,进食高钙低磷食物,如牛奶、豆制品等,以免影响钙的吸收。禁烟酒、辛辣刺激性食物,养成良好的饮食习惯。建议术后 1 个月内避免食用发性食物。

重点提示:①快速康复理念认为,术后尽早恢复经口进食、饮水及早期口服辅助营养可促进肠道运动功能恢复,有助于维护肠黏膜功能,防止菌群失调和异位;②研究表明,碘摄入的不平衡,过高过低都会诱发甲状腺疾病,所以不要纠结是否食用无碘盐,应结合自身的碘摄入情况及所在区域决定是否使用碘盐,沿海区域可适当低碘饮食,但是家中有未成年儿童,碘会影响儿童生长发育,所以不要过度限制碘的摄入。

▌▶ 术后早期活动

全麻清醒后给予半卧位,利于伤口处引流,卧床期间患者可伸缩四肢,翻身变换体位以增加舒适度。术后 12h 可以坐起,术后 24h 可以绕床行走,术后 48h 可以正常活动。同时术后早期活动也可以促进全身血液循环,增强心肺功能,预防下肢深静脉血栓形成,减轻患者不适感。术后早期活动时应注意防止跌倒等意外事件的发生。采用正确起身姿势"三步曲"即:①床上平躺 30s;②床上坐起 30s;③床旁站立 30s。无不适症状方可下床活动,下床活动掌握循序渐进、逐渐增加活动量的原则。患者应穿着合体衣裤,防滑且大小适宜的鞋子,下床时请先将床档放下,切勿穿越。

活动时要量力而行、循序渐进,若有不适,应就地休息,以活动后不感到疲劳为宜。

重点提示:①在病情允许的情况下,术后应尽量早期活动,以促进患者快速康复,早期下床活动可促进呼吸、胃肠、肌肉骨骼等多系统功能恢复,有利于预防肺部感染、压疮和下肢深静脉血栓形成,注意活动时要循序渐进,保证安全,适度活动以不感到疲劳为宜;②当患者术后初次下床活动时一定要有护士或家属陪伴。

▌▶ 术后伤口及皮肤护理

(1)术后伤口处一般情况下会放置一根或两根伤口引流管,引流瓶持续负压吸引,正常情况下肉眼不可见引流液明显流动;若可见引流液明显流动则提示有活动性出血的可能。术后引流管接高负压引流瓶,能提供持续稳定的高负压引流状态,血凝块在引流管中呈螺旋肉丝状,这样不会因为整条凝血块造成管腔堵塞。护士每日会准确记录 24h 引流量。引流管的留置时间越长,术后感染的发生率越高,根据患者的实际情况选择正确的引流方式和刺激较小的引流材料,若患者的病情允许,应及早拔管,从而有助于患者的术后康复。

(2)由于甲状腺手术切口属于加压无菌切口,术后不宜频繁换药,因为频繁的伤口换药对患者伤口造成反复牵拉撕裂,降低局部组织免疫及再生的能力,增加了与外界细菌接触的概率,导致伤口感染。另外,消毒液虽然能达到杀灭病原微生物的作用,但也可改变伤口组织的外环境,影响伤口的愈合。如特殊原因致伤口处渗出液较多时,医生应增加伤口换药次数,以保证伤口敷料清洁干燥。

(3)患者于出院后1周可自行撕下敷料,伤口敷料周围粘膏痕迹可用95%乙醇或松节油清理。如观察伤口无红肿、热、痛等不适可以淋浴,建议出院后1个月内使用中性无刺激的沐浴露洗澡,注意清洗伤口时勿用力搓揉。正常伤口一期愈合,呈细条状,瘢痕不明显,多不影响日常生活,需要时可用围巾或其他饰品遮挡颈部瘢痕。

(4)由于术后伤口需要加压包扎,患者皮肤长期被压力绷带黏附,化学物质长时间与皮肤接触,导致皮肤弹性下降,屏障作用降低,极易发生局部皮肤损伤。如皮肤出现红斑、皮疹、水疱、渗出等症状,严重者可出现机械性皮肤撕脱伤。可使用皮肤黏膜消毒剂擦拭消毒,去除水疱,充分暴露皮肤损伤面,避免反复摩擦刺激皮肤损伤部位。

重点提示:①甲状腺癌患者术后引流量呈递减状态,根据患者的病情尽早拔管;②术后出现皮肤损伤的患者,勿用手触摸,消毒后充分暴露为宜,避免包扎反复摩擦刺激。

▌▶ 出院自查及复查

(1)出院后患者应学会颈部自查,具体方法为自查者面对镜子,观察颈部有无异样、双侧颈部是否对称、有无肿块等。双手五指并拢触摸颈部,从耳后、耳前、颌下、颈部、气管前、锁骨上、腋下、腹股沟等处触摸有无肿大淋巴结(图10-1)。吞咽时有无异物感或吞咽困难,呼吸时有无憋气感。如有上述不适症状请到医院就诊。

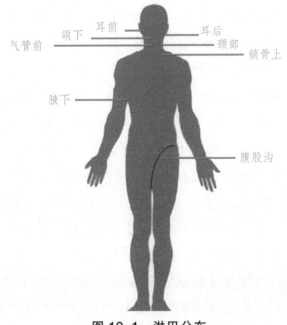

图 10-1 淋巴分布。

（2）患者出院后应定期到医院复查，一般于出院后 1 个月、3 个月、6 个月、1 年各复查一次。以后每年复查一次，共 5 年，此后可每 2~3 年复查一次。复查项目主要是检测甲状腺功能及颈部超声检查。

重点提示：出院后患者应学会自查方法，如有异常或不适应及时就诊，做好定期复查。

优甲乐的服用

甲状腺术后的患者由于手术切除了部分或全部的甲状腺，其分泌甲状腺激素的功能减少或消失，多数患者会出现甲状腺功能减退，需要一种可以替代甲状腺的激素进行替代治疗或抑制治疗，此时优甲乐的替代作用就显得尤为重要，因此，甲状腺癌患者术后需长期服用优甲乐替代治疗和抑制治疗，防止甲状腺功能减退，抑制甲状腺癌的复发。术后第一年促甲状腺激素（TSH）一般控制在正常值的最低限。对于全甲状腺切除术患者,由于机体不能分泌甲状腺激素需终身服药。患者应按照医嘱定时服药,推荐早餐前 30min 空腹服用,勿擅自停药或改变剂量。服用优甲乐期间应与维生素或补品间隔 1h;与含铁含钙药物或食物间隔 2h,如铁剂、钙片等;与豆类奶类间隔 4h,如豆腐、豆浆、牛奶、酸奶、奶酪等;与考来烯胺间隔 12h,以免影响药效。服药过程中注意观察用药后反应,如出现心慌、失眠、多汗等不适,提示可能为用药过量;如出现食欲减退、情绪低落、反应迟缓、记忆力下降等不适,提示可能为用药剂量不足,若患者出现上述不适情况应及时到医院就诊调节服药剂量。优甲乐是一种胰岛素拮抗剂,可减少胰岛素和口服降糖药的效果。因此,当糖尿病患者服用优甲乐时,应定期监测血糖,调整降糖药的剂量。

重点提示:①优甲乐推荐早餐前 30min 空腹口服,不可自行停药或改变药量;②优甲乐在血液中的药物浓度可以维持 1 周左右的时间,漏服无须补服,次日继续按照往常剂量空腹服用即可;③甲状腺激素的替代药物有很多,除常用的优甲乐以外,还有国内的加衡和雷替斯,都有同样的疗效,但是剂量需要再咨询医生;④在服用优甲乐期间应定期复查甲状腺功能以调节口服剂量。

▐▷ 术后功能锻炼

部分患者术后会出现颈肩部肢体活动障碍,应进行适度的、循序渐进的颈肩部功能锻炼,以增大肩部活动范围、减少疼痛,局部功能锻炼能促进血液循环,减少颈部瘢痕组织形成及瘢痕组织挛缩,以促进颈肩部功能的恢复。颈部活动包括前屈、左右侧弯、左右旋转等动作(头部向左右两个方向转望,颈部向下弯,使下颌抵于胸前,再头向左右下侧活动,使耳贴近肩部)。肩关节功能锻炼则有前举、后伸、侧举、内收、内转和外转等 6 个动作,患者需在专业人员的指导下练习(图 10-2)。

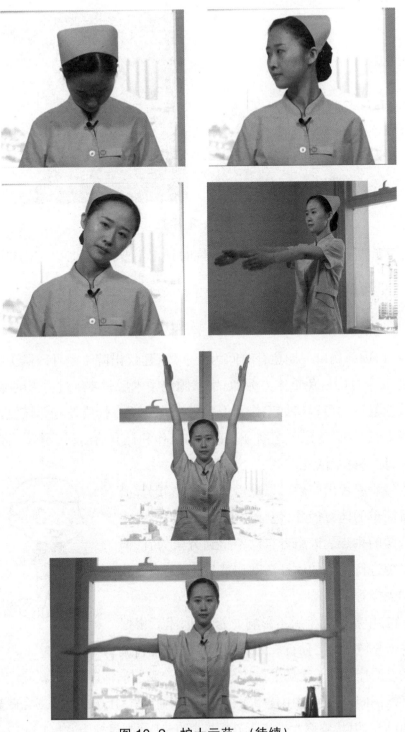

图 10-2 护士示范。(待续)

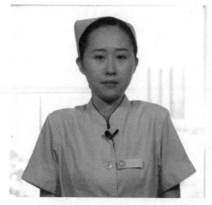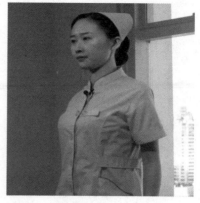

图 10-2(续)

重点提示:进行颈肩部功能锻炼时颈部不要向后仰,以免伤口张力过大影响愈合。

▶ 居家护理

(1)颈部伤口一期愈合时间为 2~3 周,建议出院 1 个月内避免乘坐飞机,3 个月内避免重体力劳动。甲状腺癌手术后只要经过适当的休养,多数恢复后均可以参加工作,但要根据自身工作性质及身体恢复情况选择上班时机,注意劳逸结合。适当的工作和社会活动利于患者分散注意力,促进身心恢复。

(2)患者出院后可以从事适当的家务劳动,进行简单的体育锻炼,包括散步、打太极拳、跳一些舒缓的舞步,以患者自己不感到劳累为宜,但要避免进行剧烈的体育活动如球类比赛、快速跑及健美操等运动。

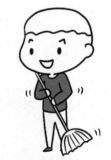

从事适当的家务劳动

(3)甲状腺癌术后不影响夫妻生活,术后根据自身恢复情况量力而行。如果甲状腺癌患者妊娠前经过治疗并处于无病生存状态,妊娠不会引起病情进展。甲状腺癌患者在妊娠期间可继续服用优甲乐,定期监测血清 TSH,每 4 周 1 次,直至妊娠 20 周。甲状腺癌女性患者妊娠期间 TSH 抑制目标为 0.1~1.5mU/L,较非妊娠期间有所差异。妊娠期间禁忌甲状腺核素扫描和治疗。

（4）妊娠3个月内手术麻醉可能影响胎儿器官形成和引起自发性流产，妊娠7~9个月手术易发生早产。因此，对于孕期出现疾病进展的甲状腺癌患者，可选择在妊娠第4~6个月时实施手术，此时母胎的并发症均罕见，如孕期监测未发现肿瘤明显进展，手术也可推迟至产后施行。

（5）甲状腺疾病患者的碘脱逸功能受损，可以引起甲减的发生。胎儿甲状腺需要在妊娠36周以后方能发育健全，所以碘过量也容易引起胎儿甲减。

（6）美国甲状腺协会（ATA）2017年版推荐：①所有孕妇每日摄碘量约为250μg（食物中摄取的碘大约为100μg）；②对于备孕或正在妊娠的女性最好在孕前3个月开始，每日补充碘150μg（碘化钾）。

重点提示：①甲状腺癌患者恢复后可从事适当的家务劳动，注意劳逸结合，保持心情愉快；②甲状腺癌患者术后不影响正常夫妻生活，也可以妊娠，需定期监测血清TSH；③若在妊娠期间发现甲状腺癌，最适宜在妊娠第4~6个月时实施手术；④缺碘或碘过量都会对母胎造成危害，所以应适度补碘。WHO推荐妊娠期和哺乳期女性碘摄入量都是250μg。

▎▶ 甲状腺癌遗传的易感性不等于传染

（1）甲状腺癌是甲状腺疾病的一种，即甲状腺组织的癌变，癌症不同于传染病，并没有传染性，患者亲友不必敬而远之。在此期间，患者更需要家庭成员的关心，家庭成员应针对患者的不良情绪进行合理沟通，细心倾听并引导患者述说自己的苦衷，用微笑、点头等身体语言表示理解。要给患者宣泄的机会，帮助患者放松身体，并指导患者按时用药，合理饮食，以此缓解患者的不安情绪。患者的家庭成员应根据科学的出院健康教育内容，在日常生活中对患者在饮食、用药、瘢痕预防、运动、并发症观察及复查等方面给予全面的指导和护理。

（2）目前甲状腺癌的发病原因并不十分明确，癌症一般认为是不会遗传的。也有专家通过大量临床研究表明,癌症也会遗传,但这种遗传并不是疾病本身的直接遗传,而是一种遗传的易感性,是一种遗传倾向,只要做好日常的防癌抗癌工作,并不一定会导致它的发生。所以说,有家族甲状腺癌病史,其后代不一定患病,关键还是要看后代的生活、饮食等环境对自身的影响。所以家族中有甲状腺癌患者也不必过度紧张,定期体检,以便早期发现、早期治疗。

重点提示:①甲状腺癌不是传染病,不具有传染性;②有甲状腺癌家族史的人,其后代也不一定患病,建立健康科学的生活方式、定期体检才是有效的措施。

▐▶ 甲状腺癌的病理分型

大多数甲状腺结节是良性的,所以即使有甲状腺结节,也无须过度担心。有 10%~15%的甲状腺结节是恶性的。鉴别甲状腺结节良恶性的最可靠依据是通过细针穿刺,取出结节中有代表性的细胞进行病理学检查。

甲状腺癌病理分型主要包括甲状腺乳头状癌、滤泡癌、髓样癌、未分化癌。其中甲状腺乳头状癌和滤泡癌合称为分化型甲状腺癌,占甲状腺癌的90%以上。大多数甲状腺癌是乳头状甲状腺癌,如果早期能够发现,肿瘤特征又提示属于低风险癌,治疗和预后比较乐观。而未分化甲状腺癌的预后则较差。

重点提示:临床上大多数甲状腺癌是乳头状甲状腺癌,其恶性程度低、分化好、治疗和预后比较乐观。

▐▶ 甲状腺癌再次手术不等于术后复发

甲状腺癌的再次手术指征为:①初次手术的不规范或术式的选择不当,导致病变可能残留;②初次手术为双侧病变,为保证患者安全只行一侧切除术,术后 3 个月患者恢复良好再行另一侧切除术。

重点提示:再次手术不一定是疾病复发或转移,所以不要过度紧张,进行规范化治疗,甲状腺癌的预后还是不错的。

▶ 儿童及青少年甲状腺癌术后不会影响生长发育

由于儿童及青少年甲状腺癌患者年龄小,预后对其至关重要。大多数儿童及青少年甲状腺癌患者的分化较好,乳头状癌和滤泡癌是其常见类型,目前尚未有研究表明儿童及青少年甲状腺癌术后会影响其生长发育,所以术后进行规范化的甲状腺素替代治疗和抑制治疗非常重要。

▶ 甲状腺癌复发及预后

(1)甲状腺癌患者复发的危险因素广泛而复杂,既与患者疾病严重程度相关,又与选择的手术方式相关,而手术方式的选择又受到患者自身肿瘤病理类型等影响。医生会结合临床经验,完善术前检查,充分做好评估,结合患者自身情况,选择最佳的治疗方案。另外,甲状腺癌患者术后复发也是因人而异的,所以甲状腺癌患者没必要过分担心复发,过分担心只会引起焦虑心理,不利于疾病康复。调整好自己的心态,定期做好复查工作,都是可以及时发现并给予及时的治疗及护理的。

(2)经过手术治疗的甲状腺癌患者,10年生存率可达90%。甲状腺癌的死亡率变化不大,且无论男性还是女性,因甲状腺癌引起的死亡率均小于5%,其总体预后是所有类型癌症中最好的之一。甲状腺癌的主要转移方式是淋巴结转移,出现颈部淋巴结转移的患者不必过度焦虑,进行颈部淋巴结清扫术后,积极配合规范化治疗及定期复查,甲状腺癌的预后还是不错的。甲状腺癌并不经常发生骨转移。两种最常见的甲状腺癌类型是甲状腺乳头状癌和甲状腺滤泡癌,前者骨转移发生率小于2%,后者发生率不超过20%。

(3)儿童及青少年甲状腺癌原发灶及颈部转移灶多数被膜侵犯较轻,肿物多单发,但发现时多已出现颈部淋巴结转移,发生远处转移的概率高于成人,大多数儿童及青少年甲状腺癌患者的分化较好,病程长,预后较好。大部分复发性甲状腺癌是发生在治疗后的第一个7年内,但有文献报道,儿童患者在长达 20~30 年的无瘤生存后再次复发。

重点提示:①甲状腺癌患者术后是否复发有很多影响因素,也是因人而异的,定期复查及早发现、及早治疗;②大部分甲状腺癌相对于其他恶性肿瘤,恶性程度低,预后良好,生存率高,同样儿童及青少年甲状腺癌预后也较好。

▥▶ 亚临床甲状腺功能减退症易导致骨质疏松

亚临床甲状腺功能减退症(简称"亚临床甲减")是以血清促甲状腺激素(TSH)分泌过高及游离甲状腺素和游离三碘甲腺原氨酸正常为主要特点。TSH 可直接或间接影响骨代谢,导致骨密度发生变化引起骨质疏松。甲状腺功能减退时可导致甲状腺激素对成骨细胞及破骨细胞的刺激作用均减弱,从而导致骨转化减慢,骨矿化周期延长。另外,研究发现,甲状腺功能减退患者功能性成骨细胞数和血清骨钙素减少,导致骨吸收速度减慢,从而引起骨密度降低。亚临床甲状腺功能减退虽然甲状腺激素水平在正常范围内,但也存在甲状腺激素的相对缺乏,可导致骨密度降低。TSH 也可通过成骨细胞和破骨细胞表达的 TSH 受体直接影响骨密度。因此,临床上应该重视亚临床甲减患者,尤其是老年患者,应予以骨代谢等相关检查,以便尽早发现与治疗骨质疏松。

重点提示:亚临床甲减可影响骨代谢,导致骨质疏松、骨折风险增加。

▥▶ 甲减可增加发生脂肪肝的风险

甲状腺功能障碍会导致血脂异常、肥胖、胰岛素抵抗,甲减患者低密度脂蛋白和胆固醇水平增加。也有报道显示,患者甲减时血浆三酰甘油清除减慢,增加中间低密度脂蛋白。由此可知,甲减时低密度脂蛋白增加,三酰甘油在肝脏沉积,因此,脂肪肝易在甲减患者中发生。

重点提示:甲减患者尤其亚临床甲减患者除甲状腺功能监测外,还需加强限酒、护肝、调脂、减重,以防脂肪肝过早出现。

▶▶ 甲减可增加发生动脉粥样硬化的风险

甲减是冠状动脉性疾病的独立危险因素，甲减患者的冠状动脉血管比性别和年龄相匹配的正常人的冠状动脉发生动脉粥样硬化的风险增加 1 倍,且经研究证实,在给予甲减患者其个体所需量的甲状腺素诊治后可大大延缓其发生动脉粥样硬化的发展。

重点提示:在临床工作中,通过对甲减患者颈部血管超声的检查,从而尽早发现动脉粥样硬化,及早治疗,以期降低缺血性脑卒中的患病率。

▶▶ ^{131}I 治疗

甲状腺癌术后一般不需要化疗。甲状腺癌的放射治疗主要是指应用 ^{131}I 的治疗。对于局部病灶,有时也会用到外照射治疗。^{131}I 治疗包含两个层次:一是采用 ^{131}I 清除甲状腺癌术后残留的甲状腺组织(简称"^{131}I 清甲");二是采用 ^{131}I 清除手术不能切除的甲状腺癌转移灶(简称"^{131}I 清灶")。^{131}I 清甲治疗可灭活全甲状腺切除后残留的甲状腺组织,这样可消灭残留的微小甲状腺癌灶,降低局部复发率。总体来说,除所有癌灶均<1cm 且无腺外浸润、无淋巴结和远处转移的甲状腺癌外,均可考虑 ^{131}I 清甲治疗。妊娠期、哺乳期、计划短期(6 个月)内妊娠者和无法依从辐射防护指导者,禁忌进行 ^{131}I 清甲治疗。^{131}I 清灶治疗主要应用于原发肿瘤手术无法彻底切除或出现远处转移无法手术切除时,治疗前应确保全甲状腺切除,并行常规全身 ^{131}I 扫描,确定肿瘤组织有吸碘功能才能进行。接受 ^{131}I 治疗的患者给药前至少 2 周停用甲状腺素制剂和含碘食物、药物,含碘食物主要包括碘盐、海带、紫菜、海参、海藻、海里的鱼虾等,并防止从其他途径进入人体的碘剂,如皮肤碘酒消毒、碘油造影等。^{131}I 口服 2h 前禁饮水,应一次性喝完,保证剂量准确,服药 2h 后方可进食,以免影响药物吸收。24~48h 后恢复口服甲状腺素片,剂量与治疗前相同。^{131}I 的放射性强,可对周围人群和环境造成放射性损害,因此,患者服药后应住 ^{131}I 治疗专用隔离病房或单间。^{131}I 治疗的副作用主要是甲状腺功能减低、恶心、呕吐、唾液腺肿胀和疼痛、口干、味

觉异常、声带麻痹、鼻痛、脱发、血细胞计数下降等,患者不必过度担忧,医生会及时给予相应措施缓解患者的不适症状,以保证 ^{131}I 治疗的顺利进行。进行 ^{131}I 治疗的患者当体内 ^{131}I 剂量<1.11GBq 时可出院,但不能到公共场所活动,且避免与孕妇及婴幼儿接触;当体内剂量<0.31GBq 时,可以在公共场所或医院内自由活动。^{131}I 治疗 2 个月内禁用碘剂、溴剂,以免影响 ^{131}I 的重吸收而降低疗效。女性患者 1 年内、男性患者半年内需避孕。每日早晨按时服用优甲乐,严禁擅自停药或增减剂量。治疗后 3~6 个月进行随访,以评价治疗效果。

重点提示:①^{131}I 治疗主要适用于全甲状腺切除术患者;②接受 ^{131}I 治疗的患者给药前至少 2 周停用甲状腺素制剂和含碘食物、药物;③^{131}I 的放射性强,治疗期间应隔离;④女性患者 1 年内、男性患者半年内需避孕。

▶▶ 心理疏导

术后患者可能会担心手术治疗的效果、担心术后留下瘢痕、担心肿瘤的恶性程度、担心手术治疗之后需要终身服药等,定期参加患者交流会,集体学习,共同交流,可以从集体中与自己有相似经验并已克服了类似疾病困难的患者身上学习到正能量;患者也可去心理门诊咨询解决自己的心理问题。由于青少年的思维是特殊的自我中心主义,处于人生观、价值观的形成期,知识、阅历、经验和能力尚浅,一旦遇事易采用"聚焦式"思维,导致思想自我与真实自我的分离,出现焦虑心理。针对青少年处于特定的心理、身体发育成长阶段,家长应该配合医护人员积极采取有效干预措施,注意沟通技巧,帮助青少年摆脱和改善焦虑、抑郁情绪。

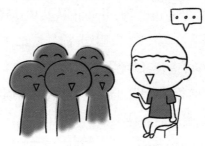

定期参加患者交流会

防癌抗癌新媒体科普平台

一、网站

1.中国抗癌协会：

  http://www.caca.org.cn/

2.中国抗癌协会肿瘤防治科普平台：

  https://www.cacakp.com/

3.中国抗癌协会神经肿瘤专业委员会：

  http://www.csno.cn/

4.甲状腺肿瘤网：

  http://www.thyroidcancer.cn/

5.中国抗癌协会肿瘤标志专业委员会：

  http://tbm.cacakp.com/

6.中国肿瘤营养网(中国抗癌协会肿瘤营养专业委员会)：

  http://cancernutrition.cn/ainst-1.0/

7.中国抗癌协会肿瘤心理学专业委员会：

  http://www.hnca.org.cn/cpos/

二、新媒体平台

1.中国抗癌协会官方 APP   2.中国抗癌协会科普平台(微信公众号)

3.中国抗癌协会科普平台(今日头条) 4.中国抗癌协会科普平台(微博)

5.中国抗癌协会科普平台(学习强国) 6.中国抗癌协会科普平台(人民日报）

7.中国抗癌协会科普平台(网易新闻) 8.中国抗癌协会科普平台(新华网客户端）

9.中国抗癌协会肿瘤防治科普平台 10.中国抗癌协会科普平台(人民日报健康客户端）

11.CACA 肿瘤用药科普平台 12.CACA 早筛科普平台

与医生一起
做家庭健康卫士

我们为阅读本书的你，提供以下专属服务

用药指南
随时查询药品说明书
及注意事项

交流社群
寻找一起阅读的
朋友

读书笔记
边读边记，好记性
不如烂笔头

在线复诊
在家中与医生对话，
进行在线复诊

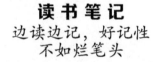
扫码获取健康宝典